气血新论
基于浮针医学的中西汇通

符仲华　甘秀伦　著

人民卫生出版社
·北京·

图书在版编目（CIP）数据

气血新论：基于浮针医学的中西汇通 / 符仲华，甘
秀伦著. —— 北京：人民卫生出版社，2021.9（2024.2重印）
ISBN 978-7-117-32095-5

Ⅰ.①气… Ⅱ.①符…②甘… Ⅲ.①补气（中医）-
针刺疗法②补血-针刺疗法 Ⅳ.①R245.3

中国版本图书馆 CIP 数据核字（2021）第 196771 号

人卫智网	www.ipmph.com	医学教育、学术、考试、健康，购书智慧智能综合服务平台
人卫官网	www.pmph.com	人卫官方资讯发布平台

气血新论：基于浮针医学的中西汇通
Qixue Xinlun：Jiyu Fuzhen Yixue De Zhongxi Huitong

著　　者：符仲华　甘秀伦
出版发行：人民卫生出版社（中继线 010-59780011）
地　　址：北京市朝阳区潘家园南里 19 号
邮　　编：100021
E - mail：pmph @ pmph.com
购书热线：010-59787592　010-59787584　010-65264830
印　　刷：天津市光明印务有限公司
经　　销：新华书店
开　　本：710 × 1000　1/16　印张：14
字　　数：229 千字
版　　次：2021 年 9 月第 1 版
印　　次：2024 年 2 月第 3 次印刷
标准书号：ISBN 978-7-117-32095-5
定　　价：118.00 元

打击盗版举报电话：010-59787491　E-mail：WQ @ pmph.com
质量问题联系电话：010-59787234　E-mail：zhiliang @ pmph.com

著者简介

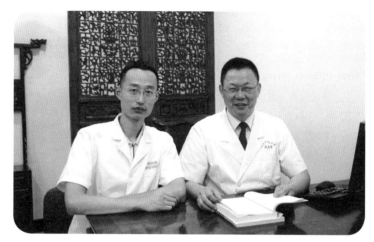

符仲华（右）、甘秀伦（左）在北京中医药大学国医堂诊室

符仲华

　　南京大学医学博士，东部战区总医院博士后，浮针疗法发明人，再灌注活动创始人，患肌理论首创人，南京中医药大学硕士研究生导师，广州中医药大学博士研究生导师，北京中医药大学中医临床特聘专家。

　　世界中医药学会联合会浮针专业委员会会长，加拿大浮针医学会（Fu's Subcutaneous Needling Association of Canada）名誉会长，欧洲浮针医学会（Fu's Subcutaneous Needling Association of Europe）名誉会长，美国大纽约浮针医学会（Fu's Subcutaneous Needling Association of New York）名誉会长。

甘秀伦

　　中医学硕士，北京中医药大学中医学院讲师，世界中医药学会联合会浮针专业委员会委员，白求恩青年科学家委员会委员，中华中医药学会仲景学说分会青年委员。

徐序

符仲华大夫的《气血新论》即将付梓，非常高兴。

自 2017 年符大夫被聘为北京中医药大学临床特聘专家以来，我见证了他带领的浮针团队在从"有效"到"有理"过程中的不断探索、努力。"气血新论"试图用现代科学语言解释中医气血理论，从而指导中医临床，也给西医临床提供新思路。气血新论试图在中医和西医之间、在古代和现代之间、在东方和西方之间，架起一座桥梁。

2019 年 10 月 25 日，习总书记提出中医药工作"传承精华，守正创新"的重要思想。2021 年 5 月 12 日，总书记在河南南阳考察时提出"我们要发展中医药，注重用现代科学解读中医药学原理，走中西医结合的道路"。

实事求是，严谨探索，敢于批判，是每一位科研工作者必须具备的素养。当前，北中医进行了一系列的改革创新，就是希望我们中医药人更好地适应科学的进步和新时代的变化。符大夫及其团队正是以求真务实的科学态度和只争朝夕的奋斗精神，秉持创新活力，不妥协于任何在工作中发现的未知未解之谜，用自己的临床实证推动中医的创新发展。

本书的很多观点非常具有创新性。无论对与错，都值得我们中医同行、中西医结合同行、西医同行去认真商讨、争鸣，甚至批判。勤于思考，敢于质疑，是中医药事业守正创新的关键所在，这样我们才能无愧于这个中医药事业发展的大好时代。

北京中医药大学校长徐安龙

2021 年 8 月 1 日

读《气血新论》 聊理论创新

2020 年读到符仲华博士发来的《气血新论》论文,看着浮针人一路走来的脚印,我预知迟早有一天会在"气血"这个路口与浮针相遇,只是没想到会来得这么快;当我读到符博士第二篇论文《气血是中医的主要指标》时,就已经想到浮针人的第一部论气血的专书迟早会问世,然而当《气血新论》这本书的初稿和第二篇论文的正式出版物同时出现在眼前时,仍再次令我吃惊——这大概就是浮针人的速度吧。

"我们也知道,很多中医人一定不容易认同……我们更加知道,一些朋友会因为这本书误解我们的",作者后记中的这句话让我快速移动的目光停了下来,近年来我花了很多精力在研究"理解"这件事,研究的越多就越觉得对他人及其作品的"同情之理解"是多么困难的一件事。为了避免误读《气血新论》进而误导读者,我想在介绍这本书之前,谈一谈我对理论创新的一点体会和感想。

一

先来聊聊为什么要创新?或许在读者眼中,讨论中医学要不要理论创新似乎是一个多余的话题,中医界对理论创新的呼唤从来没有像今天这样迫切。但我注意到这样一个现象:近二十多年来,关于中医学理论创新的建议、思路,不论是出自大家还是新人,也不论提出的是什么样的观点,或者被漠视,或者被抨击,渐渐中医学理论创新的讨论从热点变成了禁区、雷区,很少有人再贸然进入。而近两年突如其来的"干针"事件(其实早有预兆,也早有学者提醒)则给中国针灸人上了一堂认识理论创新重要性和迫切性的难忘一课。

当下中国针灸人,特别是海外针灸人,感到最痛心的是干针的丢失,殊不知在此之前,被《黄帝针经》视为当时最神奇针术的"发蒙"已在中国针灸人不知不觉中被西医学收编，此针术的辅助疗法"咽鼓管吹张法"的发现至少比西方早了一千七百多年，其发明权也归属于外国人名下。

不注重理论创新，传统针灸不仅不能发展，甚至连旧有的针术也守不住。为什么中国针灸的瑰宝需要外国人来鉴定？为什么中国针灸的理论创新如此艰难和被动？也正是目睹了这一幕幕令人扼腕痛惜的场景，促使我在文献研究、学术史研究的高光时刻转向了理论研究这条没有光亮、前程难卜的苦旅。

如果说我选择理论创新之路是心甘情愿地自找苦吃，那么对于浮针的发明人符仲华博士而言，理论创新就是一条不得不走的路。我很早就对符博士说，作为对浮针感悟最深、了解最真的父母，如果要想让浮针最终姓"符"姓"中"，你就必须为她获取在这个世界合法存在的"身份证"，不然辛苦养大最后很可能成为"别人家的孩子"。不论多苦多难，都必须从现在起一手抓技术改造，一手抓理论构建——不论是私下，还是在浮针年会的开幕式上，我都反复讲这一关乎浮针未来命运的大事。

不论是对于浮针，对于中国针灸，还是对于整个中医学，理论创新，特别是理论体系的重构，都是关乎未来命运的大事。

二

接下来聊中医针灸的创新之路如何走？今天中医界内部很少有人反对中医理论创新，但很多人内心深处有一种无法释然的担忧和不安全感，担心走错路不仅没能发展中医，反而会断送中医。因而在没有足够证据显示安全有效的创新路径之前，不但自己不言创新，也习惯性地反对别人提出的各种创新思路和方案。

什么是中医理论的正确道路？习近平总书记提出了"遵循规律""传承精华""守正创新"的总体思路，今天的中医人需要认真回答的是：规律是什么？哪些是精华？如何才能"守正"？这些关键问题需要通过扎实的学术史研究和历代中医理论创新典型案例的研究才能厘清。作为一名多年致力于针灸学术史和中医经典研究的专业研究者，或许比一般人更深刻地懂得：中医针灸要获得更强的生命力，关键在于理论创新，抱残守缺不创新死路一条；创新不守正则死得更快——这是从中外传统学科近百年现代化实践中付出很大代价得出的一个基本判断。

中医人对于研究阶段的方法的研究较多且能在实践中自觉、有效地应用，而对于理论体系构建阶段的方法鲜有专门的研究,这使得我们常常在针灸研究阶段处于领跑的情况下,跌落在最后临门一脚的理论体系构建阶段,饱尝功亏一篑的遗憾。例如,对于筋痹(肌筋膜疼痛)的诊疗,早在两千多年前就总结出专用的刺法,以针刺筋急(肌张力高)、筋结(肌硬结)处曰"恢刺""关刺"。这一刺法的诊断标准及操作规范在明清时期针灸古籍中有更明确的阐述;现代针灸医家也早在 20 世纪 60 年代初发现治疗"筋结型肩臂痛",常规刺法无效,而用"恢刺"刺筋结处,行青龙摆尾法,数次而愈[①]。然而两千年前医经的记载未引起关注,两千年后现代医家的临床重发现的论文发表后也没有激起任何浪花,很快就被人们遗忘。直到国外的西医通过大量实验发现激痛点(myofascial trigger point,简称 MTrP)引起的肌筋膜疼痛,用针刺激痛点疗效确切、显著,将这种疗法称作"干针疗法"(Dry Needling),在痛症的治疗中推广应用,并逐渐建立起了一整套理论,这时才引起中国针灸人的高度重视。中国针灸之林中被一次次遗忘、又一次次被重发现的治痛针法,才重新成了气候,只可惜此时她已成为他山之林的一棵秀木。

为什么中国针灸的珍宝总是要让西医,甚至是外国的西医鉴定? 为什么明明是中国针灸之林的草木会在西方世界长成大树? 为什么上半场的优势总是输在下半场的临门一脚? 中国人究竟缺了什么? 王家福教授指出"中国学人的根本欠缺是缺乏体系性构建的能力"[②]。如果说研究阶段的"方法"在于发现金子,则理论体系构建阶段的"方法"在于炼出真金,制成精美的金器,筑成宏伟的科学金殿。中国古人有那么多伟大的发明创造,有极为丰富的经验积累、规律发现,也不乏对经验规律的理论假说,但由于缺少正确的理论体系构建方法的支撑而极少成功构建出严谨统一的理论体系。

由于对传统缺乏自信,对创新方法缺乏专门的研究,中医人常常习惯于照着西医理论讲,接着外国人的本子说,想走一条理论创新的捷径。不错,西方先进的思路、成功的经验应当学习,也可以借鉴,但一定要有正确的指导思想和策略,不能邯郸学步,亦步亦趋[③]。回看浮针的创新之路,最初在无路可走的情况下也想走一条现成的、安全的路,期望从西方的肌筋膜理论和肌肉能量技

---

① 江一平. 针灸肩臂痛病案介绍 [J]. 江苏中医,1963(1):26-27.

② 王家福. 体系、方法、思维实证创新论——理论牵引学术研究的三项探索 [J]. 史学集刊,2000(01):13-17.

③ 黄龙祥. 从两次理论行走悟中医针灸之道 [N]. 中国中医药报,2020-05-13(第 3 版:视点).

术等现成的理、法中找到浮针的理论基础和技术支撑。好在浮针领路人很快就发现此路不通，回过头来探寻自己的路，找寻适合浮针发展的理论支撑的源头活水，接着中国的传统讲，用自己的方式说，水到渠成，于是有了这本《气血新论》。

三

回顾与《气血新论》直接相关的两个方向上的古今中外的研究进展——中医学理论体系逻辑起点的确认，"气血"本质的探索，就能发现，"气血新论"实际上是水到渠成的。

（一）关于"血气"为逻辑起点的确立，以及再发掘、再检验的研究

1. 汉代《黄帝针经》："人之所有者，血与气耳""人之所以成生者血脉也"。

——《针经》作者借黄帝之口在许多篇章一遍遍与重臣岐伯反复讨论、推敲，最终将其拟建的中医学理论体系的逻辑起点定位于"血气"。

2. 唐代杨上善《黄帝内经明堂》序："血气为其宗本，经络导其源流，呼吸运其阴阳，营卫通其表里。始终相袭，上下分驰，亦有溪谷，荥输井原经合，虚实相倾，躁静交竞，而昼夜不息，循环无穷。"

——此处明言"血气为其宗本"，是对《针经》确立的中医针灸学理论体系逻辑起点的再确认和高度认同。

3. 明代楼英《医学纲目》：楼英一生致力于中医学理论体系的重构，他没有照搬《针经》的结论，因为他不知道一千多年前构建的理论框架是否还能容纳已经高度发展的经验内容，特别是原有理论体系中所没有的庞大的方药知识体系。经过数十年的探索和反复检验，楼英最终找到了与《针经》作者相同的理论原点——血气，并以血气为原点，以《针经》《素问》为元典，成功实现了中医学理论体系的重构①。

——楼英对中医学理论体系重构的过程是对"血气"作为中医学理论体系逻辑起点最完整、最有说服力的一次检验。

4. 清代王清任《医林改错》的再确认："治病之要诀，在明白气血，无论外感、内伤，要知初病伤人何物，不能伤脏腑，不能伤筋骨，不能伤皮肉，所伤者无

---

① 黄龙祥. 中医学理论体系重构的典范——楼英《医学纲目》理论创新启示 [J]. 中国针灸，2021，41（08）：823–833.

非气血""气通血活,何患疾病不除"。

——王清任以邪伤气血为总病机,以调血气为总治则,与《针经》所论如出一辙。

5. 王唯工《气的乐章》(2002年):"所有的疾病都是因为血没有到""事实上,整个传统中医学就是在说明血循环,治循环的病正是中医的专长"。

——这实际上是对《针经》基于血气确立的总病机和总治则的现代阐释。明确以气血作为中医学的根本。

6. 黄龙祥《中国古典针灸学大纲》(2019年):通过反推的方法发掘出《针经》构建的中医针灸学理论体系的逻辑起点"血气",并对整个系统的推演过程进行了严格的检验,得到如下结论:"所有的理论分支都从其逻辑起点'血气'一步步延伸而出,而且各条路径环环相扣,逻辑关系十分清晰""从理论原点延伸出所有的路径,都依据其与血气的关联度确定是否成为交通枢纽或主干道或辅路"。

(二)关于中医"气血"本质研究的各家学说

1. 清代王清任《医林改错》:以胸部最大的膜"膈膜"为"血府,血之根本";以腹部最大的膜"鸡冠油"(据其所述可知为肠系膜,略早于《医林改错》的日本解剖学名著《解体发蒙》称作"下膈膜")为"气府""存元气之所"。又以"卫总管"(相当于"腹主动脉")通气府,而共为存元气之所。

——《医林改错》可视为历史上第一个中医学的"气血新论"。

2. (日本)吉村幸男《经穴的综合研究》(胃经,1959年):"构成胃经的主体是腹直肌,作为它的关联肌,是胫骨前肌,在头部是胸锁乳突肌。腹直肌和胫骨前肌,属于肌肉的协作范围。这二个肌肉的紧张性是构成胃经的主体。"

——作者选择胃经为例说明经穴的肌肉本质"是因为它的经穴从头面部一直到下肢,广泛地分布着,这中间包含了许多有趣的问题"。同年日本成濑胜忠发表的《经络的力学上的结构》对疾病与肌肉的关系,以及经脉产生的内脏肌肉反射,有系统观察和分析。

3. (日本)枝川直义《枝川注射疗法——体壁内脏相关论的临床应用》(1989年):枝川注射疗法的出发点即,"病人诉说的各种症状,与体表的肌肉硬结有关""我还了解到体壁的肌硬结不仅与体内脏器功能异常有关,而且与体壁内外的血流及炎症也有关系"。

——这里指出了肌肉与血循环的关系。书中还论述了肌肉功能失常与血循环可能存在的因果关系。

4. 王唯工《气的乐章》(2002 年) 提出:"气即共振,为血液循环的原动力""血液由心脏之收缩从左心室中喷出来,撞上主升动脉的上沿,也就是在膻中穴的下面,产生血管壁的振动,这个振动位能在大血管、经络、器官中传送、集结的振动,就是中医所说的内气""命门的气与冠状动脉有直接关系""血,实际上是跟共振有关的,这就是气血的关系了"。

——这是从物理学角度探索中医"气血"的本质及二者的关系。

从上述这些古今中外的研究进展不难看出,《黄帝针经》确立的中医针灸学理论体系的逻辑起点"血气",千百年来有诸多理论重构者多次反复检验地再确认。

前人的这些探索都为浮针人选择气血的路径,探索气血的本质,重构中医针灸学理论体系打下了很好的基础。

"气血新论"的问世可谓适逢其时!

四

有了上面的铺垫,现在可以聊聊我读《气血新论》时打动我的几个片段。

我曾提出这样的一个观点:"中医学理论体系最大的创新在于对这一体系的最底层——'血气'的本质取得实质性的突破,赋予其新的内涵。"[①] 根据这一观点,再结合前面对理论创新的议论,可以对《气血新论》做如下判断:首先是有创新,有新思路、新观点、新概念;其次,这个创新不仅是"守正"的,而且是从中医学理论体系最底层出发的创新,因而也是最大的创新。挑战中医学理论创新中难度最大的部分,从根上创新,虽然风险最大,但一旦成功,便是最大的成功,一种革命性的系统创新。更令人感动的是,浮针人的这次创新,超越了浮针,也在某种程度上超越了针灸,把目标瞄准了整合针药成一统的高度。

做理论研究的有一个职业病——读理论创新之作,较之于作者的"新论"更关注其构建理论的方法论;我也有这个毛病,而且最近还"病"得不轻,当我以挑剔的眼光审视《气血新论》的理论体系构建方法时,作者的一句"马克思的研究方法很值得借鉴"让我释然,让我感受到了作者对理论创新方法论的

---

① 黄龙祥 . 中医学理论体系重构的典范——楼英《医学纲目》理论创新启示 [J]. 中国针灸, 2021,41(08):823–833.

自觉,特别当这种自觉的探索出自一名临床医生时,更令我感动。让我想起几年前重构古典针灸学山重水复的困境中幸遇马克思《资本论》带给我的柳暗花明。

几年前我用反推的方法一步步推导出两千年前中医针灸学第一次理论体系构建的逻辑起点——"血气",在《中国古典针灸学大纲》这本小书中写下了这样一句话:**"整个针灸学大厦建立在'血气'这块基石之上,'血气'是打开《黄帝内经》的密钥!"**

整个发现、发掘的过程很兴奋很激动,而以"血气"为理论起点,将两千多年前第一次构建的针灸学理论体系一点点发掘、整体呈现出来,并对其中残缺、变形的部分进行修复和重构。这个呈现的过程非常艰难,完成编撰并统稿近20遍仍觉得没有完美再现。在一遍遍的修改中,交稿时间的倒计时器响起,这时我干脆放下了书稿,静下心来阅读中外理论创新的代表作,转了一大圈依旧是山重水复,最后是一次在马克思的代表作《资本论》前的不经意的驻足,才找到通向柳暗花明的路标。按捺住兴奋的心情又接连读了经济学发展史上其他一些具有里程碑意义的代表作,研究它们的理论体系构建的共性特点,蓦然回首,千百度苦寻的理论创新之路就在那里——即马克思指出的理论体系构建的"第二路径"。于是毅然决定将自己已经写成的书稿推倒重来,采用演绎法的标准形式呈现我的发现(后来我发现:我的"推倒重来"要是比起两千年前《黄帝针经》作者的"重写"真的不算什么,我推倒的只是表现形式,而《针经》作者推倒的是用功最多的理论创新成果;而且两千多年前的重写不知要比今天的重写艰难多少倍。这样看来,如果当年我没有一次"推倒重来"的努力和坚持,真要愧对古人,内心难安)。

虽然在接下来的重写过程中也遇到许多困难,但我从未想过放弃,坚定告诉自己:再难也要坚持下去,哪怕这个世界没有一个人能理解,也一定要用这种方式把古典针灸学的理论体系呈现出来。因为那时我已经悟到:这是达到对《黄帝针经》"同情之理解"无法绕过的一步,也是理论创新"接着讲"的第一步,绕过了这一步,或者蜻蜓点水般地飘过,接下来的创新之旅就会失去路标和加油站。

我原以为在我的"大纲"系列的第三本出版之前,可能很少有人能真正理解《中国古典针灸学大纲》,没想到最先的理解是来自有丰富临床经验的针灸医生(这与我早年《中国针灸学术史大纲》出版后的反馈情形如出一辙,在写那本书时心中也有不被世人理解的担心,没想到书出版后最先和最多的理解正是来自临床一线的临床医生)。而当读到来自浮针团队的"气血新论"时更是格外高兴,**这一理论创新不仅将气血作为中医理论和临床的出发点和落脚点,而且对"气血"的本质进行了新的诠释。**

我曾多次说起:当下的中医学理论创新应当从"舌战"转向"实战",高兴看到浮针人勇于亮剑,站在了中医理论创新攻坚战战场的前沿,把理论创新从嘴上落在了纸上,并具备了从纸上落到地上的特点——"接地气",因为这个"气血新论"具备了可检验性,不论浮针人自己还是其他人,都可用临床、实验的方法对它进行证伪或证实的检验,也是为有志于中医针灸理论创新的探索者立了一个"靶子"。

五

提出一种创新学说就像诞生一个新生命,浮针人应当像对待自己的孩子一样,为气血新论明天的成长付出更多的心血,因为在这个世界上,新生儿是最不完美的——他的生命力需要在日后的一天天的成长中体现出来。

从理论层面上看,需要探索的则更多,路更长。既然是从中医理论体系的最底层实施创新,就应当是对这个理论体系的重构,属于体系构建的性质。而从作者目前呈现出来的成果看,临床应用这一环节在这一版中无论是内容还是形式上都有较大的提升空间。也许作者认为浮针的临床应用已成系列,而《气血新论》关注纯理论。但作者理论创新的目标有四,前两个是"这本书带给大家主要是:一个不同于以往的理论视角;一个处理临床问题的新思路",如果这个"新视角""新思路"是作者以往处理临床问题也不曾有,或者虽有但不自觉、不彻底,那么这个新视角、新思路就应当首先是提供给作者自己的——用新视角看旧问题会看出大不同的新世界!

在理论探索路上要有这样的意识:今天我们不能理解或难以说明的东西有可能藏着更大、更有价值的"宝",因此,即使中医"气"的肌肉本质学说日后成了浮针理论创新的"第一桶金",也别忘了回过头来探寻可能就在眼皮下的更大的"金山",不要因为"路径依赖"而错失路边更美的风景。希望浮针人在中医理论创新之路上,不仅是最先上路的探路人,而且是走得最远、最先"撞线"的领跑者。

至于作者在后记中流露出的对"气血新论"出生后的担心,其实大可不必,既然走上了理论创新之路，就应当有王清任当年的豪迈——"并非独出己见，评论古人之短长；非欲后人知我，亦不避后人罪我"。虽然我不确定符博士的这本医学理论"破冰"之作出版之后能否乘风破浪，扬帆远航，但有一点我能确定：最不济的反响也不会比作者后记提到的马克思的《资本论》刚出版后的情形更糟。有时逆境更能激发出创造力，风浪更能打磨出真金。

黄龙祥

二〇二一年八月八日

守气血之正,促中西汇通:论中西医结合的位点

——代前言

2019 年 10 月 25 日,习近平总书记对中医药工作作出重要指示,提出"传承精华,守正创新"八个字的重要思想。2021 年 5 月 12 日,习近平总书记在河南南阳考察时再次点题中医药,并对进一步发展中医药提出明确要求:"**我们要发展中医药,注重用现代科学解读中医药学原理,走中西医结合的道路。**"

总书记高屋建瓴,前瞻性地指明了中医发展的方向:中西医结合。我们中医人要认真领会、贯彻落实总书记的讲话精神,遵循国家关于中医药发展的方针政策,积极探索中西医结合的发展路径。中西医结合的位点在哪里? 中西医具有不同的理论体系,二者如何结合? 临床诊断时,同时使用中西医病名,治疗时,同时使用中药和西药,是否算得上结合? 笔者不揣浅陋,做如下探讨。

一、中西医结合的方式

很明显,在临床中,诊断治疗时中西医两套方法并用,并不是真正的中西医结合,只能算是**中西医配合**。当前许多中医医院的门诊和病房就是采取的这种工作模式。但实践证明,**这种配合**,不利于中医药学的发展。那么这两种不同的医学体系该如何结合? 我们认为,要想结合,就必须注意以下两点。

一是态度。要承认中医、西医都有局限性,不能因为自己是中医,就无限放大中医的优势;更不能因为自己是西医,就看不到西医很多方面的不足。如果中医或西医,其中任何一个完美了,还有必要结合吗?! 任何一个完美了,另外一个就没有存在的理由了。

二是方法。两条平行线是没有办法结合的,要想结合,就必须找到共性,找出结合位点。西医重视实验室检查,注重证据,尤其是可以量化的或可视化的证据,但对于量化数据没有明显异常的,或者没有明显形态学异常的病理变化,就缺乏深入研究。而中医理论博大精深,成分复杂,既有几千年的实践经

验，又有中国传统的哲学思维，要研究这么复杂的理论，如果不分门别类，理清思路，就会胡子眉毛一把抓，越搞越不清晰。

二、气血是中医的核心

中医学理论实际上由两个部分组成：文化理论和诊疗实践理论。

文化理论，包含阴阳、五行等哲学理论，属于文化学的范畴，古代先贤用当年的哲学理论来说明自然界的所有现象，例如，地震、潮汐、下雨等，也用以说明临床诊疗方法和思维。哲学理论起源于传统文化，只是被医学界借来使用。

诊疗实践理论非常珍贵，比如，整体观念、辨证论治等等，都富含祖先智慧，是中医所以传承数千年的主要依靠。

如果要中西医结合，不能依靠中医学中的文化理论，而要扎实依靠诊疗实践理论。

要做到中西医结合，首先必须在中医现有的诊疗实践理论中找出有可能与西医对接的部分；而在西医的临床实践中找出其理论和实践矛盾的地方，同时也是中医药常常有所作为的地方。这样，才有可能真正结合起来。

中医基础理论，包含很多，阴阳、脏腑、卫气营血辨证等，实际上皆以气血为主要核心，都是用以说明气血盛衰的。本书主要论述了下面几个观点：

1. 气血是中医理论大厦的基石，是最核心的理论。

2. 气血是中医的主要观察指标和主要抓手。

3. 气血是个指标群，应逐渐量化、综合、加权。

4. 经络学说是依附于气血理论存在的。

5. 《内经》时代的医者对人体体表和动态的观察、触摸方法远远超过现代。

虽然中医理论学派纷呈，中医实践也纷繁复杂、千变万化，但中医观察的主要指标皆落脚于气血。无论是中医内科、外科，还是针灸科，都是利用医者的不同感官，去观察患者不同部位的气血变化，从而判断疾病的病理变化，断定疾病的预后。无论是内治法还是外治法，都是以调整气血状态为目标。

中医理论以气血为内核，中医诊断以气血状态为指标，中医辨证是从不同角度描述气血的盈虚通滞，中医临床治疗也以气血调和为旨归。可以说，一部中医学史，就是一部气血的观察史、治疗史。

三、中西医结合的位点：气血新论

新时代的中医学要发展，必须在基础理论研究上有新的突破，中医人应不断探索和挖掘，传承创新，发展和完善气血学说，揭示其理论实质，丰富其科学内涵，以推动中医学理论的创新。

那么，中医学的核心理论——气血理论——如何与现代医学结合呢？

我们基于对基础医学的认识和临床实践，根据"气"是物质的、动态的、无形的、广泛的四种特性，于2018年提出了对气血的新认识：即气约等同于肌肉的功能，血对应血液（血循环），气和血的关系约等同于肌肉–血液（血循环）的关系，此谓"气血新论"。

气血新论认为，气血的功能绝大部分可以通过肌肉血液（血循环）的功能实现。在传统中医的概念中，气有推动、防御、温煦、固摄、气化等生理功能，从现代医学角度看，以上所说"气"的这些功能没有肌肉的参与无一能够实施。推动、防御主要由骨骼肌和心肌完成，固摄、气化主要由平滑肌完成。肌肉是产热器官，毫无疑问具有温煦作用。

气血新论将中医学中"气血"与现代基础医学对应衔接起来，在现代基础医学语境下，把气血理解为"肌肉–血液（血循环）"。在这种直观的气血观指导下，可重新认识临床许多疾病，有助于开阔临床思路，拓展治疗手段，也有助于打通中西医理论壁垒，推动中医的现代化研究，进一步创新发展、发扬中医学。

希望我们后代所学的针灸学、中医学和我在上世纪80年代学的不一样；希望本书的探索可以给疼痛学界、康复学界以及骨伤学界一些借鉴；希望在这个朝气蓬勃的新时代，我们能够"传承精华，守正创新"，守气血之正，促中西汇通，抓住这个中西医结合的位点，逐渐建立具有中医特色的定量指标体系，做出当代中国中医人的贡献，也为世界人民的健康奉献智慧。

符仲华

2021 年 7 月 3 日于北京中医药大学浮针研究所

目录

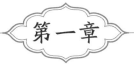

第一章

浮针简介

气血新论的诞生,一方面来源于我们对中医基础理论的长期思考,另一方面是来源于浮针临床的数万例的临床"实验"。

明明是二十多年的临床诊治,为什么说是临床"实验"? 因为浮针具备临床实验的基本要求:

1.我们都是排他性治疗。只用浮针,不用其他任何中、西医方法,这样做一开始需要有很大的勇气,不过回报也很丰厚。治疗时其他干扰因素很少,这让我们可以纯粹地观察浮针治疗后的变化,得出较为可信的结论。

2.通常情况下,浮针治疗反馈速度很快,具备在短时间内检验浮针对某病症是否合适或浮针操作方法是否最优的条件。

3.浮针仅仅作用在皮下,而且一般是非病痛部位的皮下,创伤极小,安全无副作用,即使是"实验",也不会造成损伤。

> 因为纯粹,因为安全,因为反馈速度快,浮针成了我们与古代医家对话的工具。

因为这些特点,平凡的我们可以从独特的视角,高效率地思考中医基础理论,验证中医理论,与古人对话,因此才有了这个初看起来不可思议或者说是匪夷所思的"气血新论"。

因此,要了解气血新论,得先了解浮针。

第一节 浮针疗法的概念和沿革

浮针疗法是用一次性使用浮针在皮下大面积持久牵拉皮下组织,通过松解相应肌肉,促进血液循环,改善新陈代谢,激发人体自愈能力,从而达到不药而愈的目的。主要用于治疗肌肉等软组织紧张不舒、血滞不通所导致的颈肩腰腿疼痛和一些内科、妇科杂病。

浮针疗法针刺时不像传统针刺那样深入肌肉层，而是只作用在皮下组织。浮针疗法操作时的扫散动作，使整个针体宛如浮在肌肉上一样，所以命名为浮针疗法。取名浮针疗法还有一个原因，"浮"与"符"同音，后者是发明人符仲华的姓。

浮针疗法的标准英文名称为 Fu's Subcutaneous Needling（FSN）[1]，所用针具一次性使用浮针的英文名称：FSN acupuncture needle，这个是在美国食品药品监督管理局注册的名称[2]。

除了使用"浮针疗法"外，我们还经常提到"浮针医学"这种说法，读完这本书，就会知道至少有下面几个理由，让我们没有办法单纯使用"浮针疗法"这个说法，还使用"浮针医学"这个名称：

一、已经有大量的新观念、新术语出现，例如：患肌、血环境不良、第二现场等，已成为一门独特的医学理论。

二、因为浮针安全无副作用、创伤极微、反馈速度迅捷等原因，浮针不仅仅可被用于治疗，也常可用于诊断、鉴别诊断。

三、浮针操作时不仅仅是依靠针具扫散，还需要配合再灌注活动，后者已经成为浮针疗法不可或缺的取效好帮手。

四、浮针不仅仅治疗独特，还包括了其养生锻炼方法，如：独特的营养思维、四向懒腰 Plus（请读者参阅本书附录1），还可以应用于疾病的康复，无论是方法还是理论，已经迥异于以往。

浮针已经不是传统意义上的浮针疗法，而是集独特理论及诊断、治疗、康复等方于一体的一门新医学门类。因此，我们称之为浮针医学（图1-1-1）。

浮针疗法并非发明人的灵机一动、妙手偶得，而是来自对传统针灸学的长期思考和反省，是多种因素长时间的作用所启发，是在前人研究的基础上发展

① FU Z H, XU J G. A brief introduction to Fu's subcutaneous needling[J]. The Pain Clinic, 2005, 17(3): 343-348.

FU Z H, CHEN X Y, LU L J, et al. Immediate effect of Fu's subcutaneous needling for low back pain[J]. Chinese Medical Journal, 2006, 119(11): 953-956.

FU Z H, WANG J H, SUN J H, et al. Fu's Subcutaneous Needling: Possible Clinical Evidence of The Subcutaneous Connective Tissue in Acupuncture[J]. Journal of Alternative and Complementary Medicine, 2007, 13(1): 47-52.

② https://www.accessdata.fda.gov/scripts/cdrh/cfdocs/cfRL/rl.cfm

起来的。具体来说，主要是在《黄帝内经》"直针刺"和现代针灸腕踝针的基础上发展而来，这两者都是皮下针刺，虽然相隔两千多年。前者"直针刺"是"引皮乃刺之，以治寒气之浅者也"，后者是在腕关节上方两寸、踝关节上方三寸的地方皮下针刺。

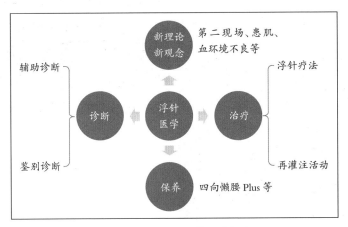

图 1-1-1 浮针医学组成部分

1996 年 6 月中旬，符仲华在广州增城治疗一例网球肘时，百般无奈之下，使用了皮下针刺法，收效明显，于是就有了浮针疗法。

浮针疗法形成以后，没有原地踏步，而是不断完善和发展，甚至到现在为止，这个方法仍然在不断完善中，具体包括理论的完善、针具的更新和适应证的不断拓展。此处先介绍针具更新的历史进程和适应证拓展的过程。

一开始，我们使用粗毫针为工具，使用过程中发现粗毫针不便于扫散和留置，才下大力气改进，1996 年受到当时市场还少见的留置针设计的影响，发明了一次性使用浮针，并于 2002 年获得了国家发明专利。这些年中，浮针器具一直不断改进，现在已经发展到第五代（FSN5.0，如图 1-1-2）。

关于适应证的拓展，也是不断地在实践中摸索。

因为浮针疗法是从治疗网球肘开始的，那时发明人以为颈腰痛都是大病，浮针难有发挥，因此，一开始仅仅治疗四肢部的软组织伤痛。大概两年后，原第一军医大学一位同事，再三要求发明人治疗她家人的颈椎病，居然大获成功。后来逐渐尝试治疗，发现颈腰部等躯干病症也是效如桴鼓。再后来，有一位四川宜宾的老医生告诉符仲华，他在治疗慢性阑尾炎时，发现浮针疗法管用，在他的启发下，符仲华开始了浮针治疗内科、妇科病症的研究与实践。

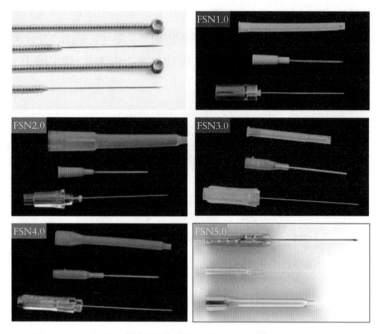

图 1-1-2　针具，从粗毫针到专用针具 FSN1.0，再到 FSN5.0

疼痛是临床上最常见的症状，很大一部分的患者因为疼痛而看诊。所以我们把精力主要放在了痛症的治疗上。后来，我们在临床不断实践，渐渐地发现浮针疗法也能用于治疗非疼痛性的疾病，例如慢性咳嗽、急性哮喘发作、局限性麻木、喑哑等。到 2003 年前，在适应证的开拓上很盲目，见到不少局限性的病症，条件适合就试试。后来，发明人在南京大学攻读博士学位，接触了大量的现代医学理论和实验方法，逐渐地明白了浮针疗法和其他非药物疗法的道理，这样拓展适应证就有的放矢，即使这样，依旧发现思想被很多框框所束缚。例如，顽固性面瘫，此前我一直认为不是浮针的适应证，所以临床不治疗，后来在成都胡静医生的启发下才开始治疗。

我们现在判断一个病症是不是浮针疗法的适应证，所用的标准，我们称之为"金标准"，是看在短时间内能不能迅速有效。如果不能在治疗时当场有效，我们就暂时认为该病症不是浮针疗法的适应证。大家知道，无论是药物治疗还是外治疗法，用这样的标准去临床观察是要求过高的，尤其是观察慢性病症的疗效。

为什么我们采用这样的高标准呢？是因为远期疗效的观察容易受多种因素的影响，例如，天气、情绪、药物、食物、生活习惯等都可以影响到治疗效果，而出现研究偏差。用上面所说的高标准来衡量浮针疗法是否有效,因治疗前和治疗后相隔时间短,病人的外界环境治疗前后一致(或基本一致),所以有很好的可比性,得出的结论就相对有说服力。因此在现阶段,浮针疗法的临床观察还是要用高标准,希望同仁们在临床使用中也尽可能采用此标准,不能因为偏爱浮针疗法,盲目扩大其适应证,最后经不起考验,最终失去人们的信任。

这里,注重即刻疗效是为了确保对疾病预后的把控,并不代表浮针只有短期疗效。事实上,浮针在适应证上的远期疗效与治疗次数呈正相关,而且根据25年来大量临床经验来看,有近期效果,远期疗效才能把握得住,因此我们的浮针医生才能言之有据,言之有物。

第二节　患肌

浮针医学中有一个非常重要的概念:患肌。要了解浮针以及背后的机制,就必须先了解患肌。要了解患肌,先了解肌肉。要了解肌肉,先了解肌肉组织。

有机质和无机质构成细胞,细胞与细胞间质组成组织,由组织构成器官,功能相似的器官组成系统,九大系统组成人体,如图1-2-1所示,相当于五层楼。其中,人体组织分为四类,分别是:上皮组织、结缔组织、肌组织、神经组织。现在我们单独谈谈肌组织。

> 肌肉只有收缩功能,没有伸长功能。几乎所有肌肉的舒张都是由拮抗肌的收缩促成的。

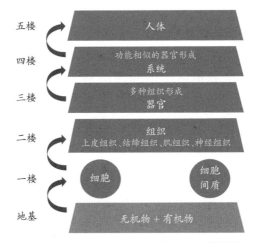

图1-2-1　人体细胞、组织、器官、系统的关系

肌组织由肌细胞组成。按其存在部位、结构和功能的不同,可分为骨骼肌、平滑肌和心肌三种。肌细胞呈长纤维形,又称为肌纤维。肌纤维由细胞膜包绕,细胞质称肌浆,肌浆中有许多与细胞长轴相平行排列的肌原纤维,肌原纤维由粗、细肌丝组成,它们是肌纤维收缩功能的主要物质基础。

肌组织的功能主要是收缩、产热。产热的功能也是由于收缩做功造成的。因为收缩功能,就能完成人体的各种动作,产生循环,保障呼吸,维持姿势,保持体态,调节体温。因为产热,就可以平衡我们的体温,使各种细胞的外环境维持在最适状态。收缩和产热需要大量的能量,因此肌组织的血供常常丰沛,肌组织也容易积劳成疾,出现局部组织缺血状态,骨骼肌尤其容易出现这样的状况。

注意,肌肉的功能单一,实际上就只有一个基本功能:收缩。

有人要问,肌肉或缩短或伸长,怎么就只有一个收缩功能呢? 那是因为该块或该群肌肉的伸长主要是由于该块或该群肌肉相对应的拮抗肌的收缩造成的,说是主要,是因为还有一些姿势肌或平滑肌的伸长不是拮抗肌造成的,例如,膀胱括约肌的伸长主要是由于膀胱内尿液的不断增加造成的。

主动肌和拮抗肌的相对收缩引发了各种运动,出现了各种姿势,这两者的关系很像传统中医的阴阳关系:互相对立、互相依存、相互转化。二者并非静止不变,而是不断地处于"阴退阳长""阴长阳退"的相互消长的运动过程中。以肘关节肌肉为例,肱二头肌收缩可屈肘,属阴,肱三头肌收缩可伸肘,属阳。位置上看一个在内、一个在外,功能上一个屈肘、一个伸肘,这是阴阳互相对立的体现。仔细分析一个屈肘动作是肱二头肌等屈肌独立完成的吗? 非也,后面的伸肌也在收缩,在伸肌的调节下,屈肘动作才会更精准,这与阴阳互相依存类似。机体不可能始终保持一个屈曲的状态,返回功能位或伸肘时,则是伸肌主动,屈肌拮抗调节,这也算是阴阳的相互转化。从某种意义上来说所谓功能位舒张状态,就是拮抗肌和主动肌处于"阴平阳秘"的状态,这是消耗能量最少的状态,也是人体感觉到最舒服的状态,如睡眠时的大部分肌肉都处于舒张状态,也可以说是《素问》"阴平阳秘,精神乃治"的状态。

没有肌肉,就不是"动"物。肌肉或肌组织在人体从生到死的生命过程中劳苦功高。实际上,我们医生检测生命体征,血压、脉搏、呼吸、心跳,就是检测的各部位的肌肉功能状态,这些肌肉状态归零,生命也就归零。可以说,肌肉的功能活动是重要的生命表征。

肌肉不仅仅伴随一生,甚至超过"一生",因为出生前肌肉已经干活了。肌肉还参与人体各个系统的工作,没有肌肉的参与,几乎所有系统的工作都不能完成。

肌肉如此重要,可是医生常常不很关注肌肉,大家觉得肌肉很少生病,一个显而易见的现实是,几乎所有的医院都没设立"肌肉科"。这么重要的组织或器官,怎么可能不生病?还是肌肉生病了,医生不知道?这些年来,我们发现肌肉很容易生病,肌肉生了病就成了患肌。

患肌是我们在2014年12月12日确立的名称。这个概念已酝酿一段时间,但一直没一个合适的称谓。那天,在我们的浮针世界QQ群中,大家热烈讨论,最后我们确定了一个新词的诞生:患肌。当时还没有完全认识到患肌这词的重要性,现在回过头来看,患肌的诞生,对浮针医学的发展起着相当重要的作用。很难想象,如果没有患肌概念,我们的理论和临床会是什么样子!

患肌(tightened muscle)这个词的提出,主要是受到MTrP的启发。MTrP(肌筋膜触发点,myofascial trigger point)是由于肌电生理的变化,造成受累肌上的某些局限小区或者局限点较其他区域敏感,在外界较轻的压力下可激发出压痛或者疼痛。虽然常常被大多数的医学工作者所忽略,但对于疼痛研究来说,尤其是在非药物治疗疼痛的领域内,MTrP是个非常重要的概念。MTrP的概念我们使用了好几年,后来发现这个概念运用在临床并非最佳,原因主要有:

① MTrP说的是一个点,并不符合浮针临床触摸到的感觉,也不符合浮针的治疗;② MTrP治疗中,常需要有个"local twitch response"(局部抽搐反应)现象,与浮针临床不吻合;③ MTrP的肌筋膜也不符合浮针临床所观察到的,我们认为可以造成紧张现象的仅仅是肌肉,而非筋膜。

当时我们已经明白浮针治疗的目标不是筋膜,而是肌肉。经过大家讨论后确定最终方案:患肌。我们浮针人要记住这一天——2014年12月12日。我们把每年的12月12日定为"患肌日",我们纪念患肌日有两个目的:①提示患肌的重要性;②这是集体的智慧。

什么是患肌?患肌是存在一个或多个MTrP的肌肉,也就是,在运动中枢正常的情况下,肌肉放松时,肌腹局部出现病理性紧张的状态。

患肌的特点:

(1)运动中枢正常的患者,相关肌肉放松情况下,医生触摸该肌肉时,指腹下有"紧、僵、硬、滑"的感觉(至少会有一个),患者局部有酸胀不适感;

（2）该肌肉相关关节的活动范围减小；

（3）该肌肉收缩力量减弱。

患肌是形成很多病痛的原因，也是治疗的靶点，所以在学习浮针的过程中发现，查找患肌非常重要。临床上主要靠对关节、肌肉活动功能的评估和触摸，对于浮针医生来说，触摸更重要，起决定性作用，因为老年人行动迟缓，常常难以评估。

触摸要点（图1-2-2）：

触摸前务必确认待检查的肌肉处于放松状态。何为放松状态？最简单的方法是对照：人体在睡觉时大部分肌肉的状态就是放松状态。触摸前预先想着骨骼肌的两端附着点，这两个附着点的连线就是肌肉的走向。具体如下：

（1）触摸时用大拇指或其余并拢的四指指腹（图1-2-2A）；

（2）指腹用力的方向与肌肉的方向务必垂直（图1-2-2A）；

（3）触摸时三指或四指并拢，不要分开（图1-2-2B）；

（4）触摸时指腹固定在皮肤上，上上下下（不能左左右右）滑动皮肤去感触深层的肌肉（图1-2-2D）；

（5）向下用力的大小以按压时指甲远端刚刚出现白色弧线为标准（图1-2-2A），不能用力过大（图1-2-2E）或过小（图1-2-2F）；

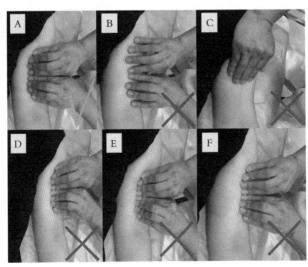

（A. 八指并拢，用力适当，八指上下下滑行；B. 八指分开不对；C. 触摸方向不对；D. 左左右右滑行不对；E. 用力太猛不对；F. 用力太轻不对）

图1-2-2 肱二头肌触摸时八指触摸的正确方式和常见错误方式

（6）触摸到患肌后，如果还不能完全确定，需要和相邻肌肉或者对侧同名肌肉做对比；

（7）触摸后按照患肌范围大小，做出标记。

第三节 浮针疗法的操作方法

浮针疗法一般使用专用针具：一次性使用浮针。前面我们介绍了浮针针具的发展历史，目前使用的是第五代浮针，主要由三部分组成（图1-3-1）。

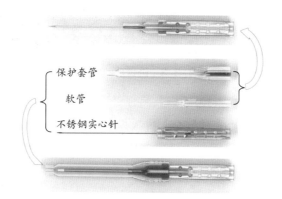

保护套管
软管
不锈钢实心针

图1-3-1 浮针各组成部分及关系

通过功能评估、触摸到患肌后，选择合适进针点。多数情况下，进针点选择在患肌周边，上、下、左、右，任选取一个皆可（图1-3-2），一般情况下，距离不要太远。如果一个区域内有很多患肌，例如，颈椎病、腰椎间盘突出症，距离可以较远，常常可以在同侧的肢体进针。

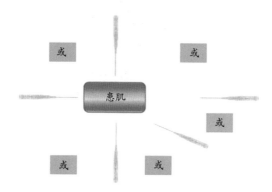

或　　　或

或

患肌

或

或　　　或

图1-3-2 进针点方向和距离示意图

消毒后进针。进针一般使用进针器，方法大致如图 1-3-3。

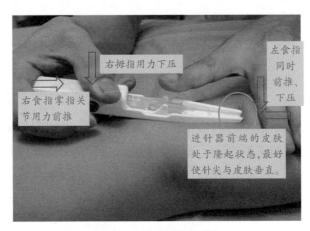

右食指掌指关节用力前推

右拇指用力下压

左食指同时前推、下压

进针器前端的皮肤处于隆起状态，最好使针尖与皮肤垂直。

图 1-3-3　进针前的状态

准备结束后，右手食指按压按钮，将浮针弹射进入皮下层。撤离进针器后，徐徐将针沿皮下推入，直至软管全部进入皮下。医生一手固定软管，另一手后退针座，顺势旋转使软管固定于针座卡槽，进针运针完毕，然后开始扫散。用右手拇指内侧指甲缘和中指夹持针柄，食指和无名指分居中指左右两边。拇指尖固定在皮肤上，作为支点，食指和无名指一前一后做跷跷板样扇形扫散（见图 1-3-4）。

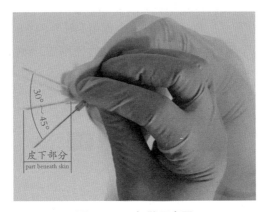

30°～45°

皮下部分
part beneath skin

图 1-3-4　扫散示意图

一个进针点的扫散一般不要超过两分钟，扫散频率每分钟 100 次左右。触摸患肌变松软后，扫散即可停止，抽出针芯，留置软管，用胶布固定于皮肤。一般留置 3～4 小时取出软管。

第四节 再灌注活动

再灌注活动是浮针疗法的"黄金搭档",再灌注活动的运用提高了浮针的临床疗效,减少了进针数量,缩短了疗程。因为效率的提高,加之浮针作用部位的单一性,让我们对疾病的认识更加深刻。

再灌注活动的问世,经历了懵懂—顿悟—标准化的过程。

2010 年前,为了缓解患者的紧张情绪,放松进针局部的肌紧张,浮针治疗时常常晃动患肢或者局部挤捏肌肉。治疗后发现辅助这些动作,效果更佳,个中道理却不得而知。早期的再灌注活动就在懵懂中体会,就像远古人运用工具一样,经历了漫长的探索。

2010 年,符仲华开始编写第三本浮针专著《浮针疗法治疗疼痛手册》,辅助动作为什么有效？这个问题一直萦绕在心头。就像传说中牛顿发现万有引力一样,需要一个苹果砸中脑袋,才能恍然大悟。让符仲华开悟的不是苹果,而是一个拳头。一天写书词穷,又有点劳累,想舒展一下筋骨,就很自然地扩扩胸,握紧拳头,然后伸开。他眼前一亮,于是再次重复刚才的动作,发现:握紧拳头之前手掌皮肤红润,握紧拳头时皮肤苍白,伸开拳头后逐渐又转为红润。反复握拳松开,红润—苍白—红润,如是反复。握伸之间,打开了一个世界。握拳用力挤压手掌颜色苍白,这是局部暂时缺血的表现,伸拳后颜色逐渐红润这是充血的反应。反复握拳松开,缺血—充血—缺血—充血,这分明影响的是局部血液循啊。再联系到 MTrP 的能量危机学说,萦绕心头的困惑迎刃而解,因为该学说认为缺血是引起疼痛的重要环节。

再灌注活动就是改善患肌的供血,机制明晰后,操作就更加标准化。当明确治疗患肌时,根据肌肉的功能,设计各种再灌注活动。动作时间、活动速度、动作幅度、治疗次数、间隔时间等影响因素,都有指导标准。

再灌注活动的操作要求:

(1)**看得准**:再灌注活动前,一定要有明确目标,动作是针对哪一块肌肉,或者肌肉的哪一部分肌束。

(2)**幅度大**:确定患肌后,根据患肌的解剖功能活动,引导病人做到最大幅度(等张收缩)或者最大强度(等长收缩)。

(3)**速度慢**:最好相当于慢镜头动作。最大幅度、最大强度和放松时都要有 1～3 秒钟停顿时间。完成一个再灌注活动时间建议在 10 秒左右，见图 1-4-1。

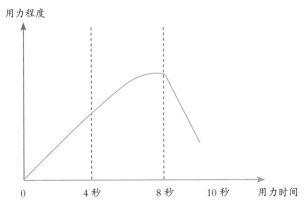

图 1-4-1　再灌注活动时加载负荷与时间之间的大体关系

（4）次数少：每次连续的同样方向同样角度的动作，也就是同一组再灌注活动动作，以不超过 3 次为宜。

（5）间隔长：同一组患肌，完成一组再灌注活动后，至少半小时内不要进行下一组再灌注活动，两组再灌注活动之间的间隔不要少于半小时。

（6）变化多：对于顽固性的病痛，不能局限一个动作，要有针对性强的多种变化。

最后提醒大家，再灌注活动也要根据年龄、体质、病情等因素，合理设计动作。首先病人能完成这个动作，医生只是给予这个动作的反作用力。医生任何情况下，都不要主动用力按压或推动，避免出现肌肉损伤。

第五节　主要适应证

浮针的主要作用机制：因为皮下组织与肌肉紧密相连，皮下的结缔组织深入到肌层形成肌膜（肌外膜、肌束膜、肌内膜等），看似浮针扫散在皮下，实际上主要影响的是肌肉。通过反复牵拉使得原本在放松状态下依旧紧张的肌肉（患肌）的紧张状态得以舒缓，进而使得原本因为肌紧张造成的局部血循环障碍得以调整，从而使新陈代谢改善，机体得以康复。

迄今为止，我们能够确定的是：浮针对患肌确实有效。至于浮针是否对上皮组织、结缔组织、神经组织有直接作用不得而知。也就是说，我们对皮下疏松结缔组织进行机械力干预并不对疏松结缔组织本身有治疗作用,而是通过对肌肉组织产生影响而达到治疗目的。

读到这里,大家不免奇怪,前面说过浮针有很多适应证啊。这里又说,浮针主要对肌肉组织起作用。前后是否矛盾?其实并不矛盾。因为:

(1)人体九大系统功能的完成都有赖于肌肉的参与,所以临床上,很多疾病都与肌肉相关,只是以前人们没有意识到。这种状况与细菌的发现相似:在细菌没有被法国巴斯德发现之前,肺结核和肠结核在人们看来是完全不同的两类病,实际上,都是由结核分枝杆菌造成的(图1-5-1)。

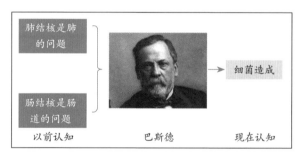

图1-5-1 人类对相关疾病的前后不同认识

(2)肌肉组织分布广泛,不仅仅骨骼肌,还有平滑肌、心肌,都能够引起临床诸多症状。

(3)其他疾病可以影响肌肉,从而产生一系列临床症状,比如感冒,会影响肌肉,造成无力、酸痛等肌肉病症。

(4)肌肉内或者周边有丰富的神经、动脉、静脉、淋巴管等器官,肌肉发生病变后可以引发一系列的相关临床症状。

肌肉引发的症状,复杂、普遍、多变。这些特征,源于肌肉在机体功能方面的特殊作用。肌肉是个枢纽,其适应证主要围绕着这个枢纽,或者是肌肉本身的病症,或者在其上游引发的病症,或者是肌肉引发的下游病症。上游病痛,我们称为肌肉前病痛(pre-muscular diseases),例如,强直性脊柱炎、类风湿关节炎就属此类,这种自身免疫性疾病,应该先累及肌肉,使得肌肉长期处于病理性紧张状态，由此影响到机体功能改变。下游病痛，我们称之为肌肉后病痛（post-muscular diseases），例如，大部分局部麻木、冷症、头痛即属此类，该类病痛不少由患肌引起。参见图1-5-2。

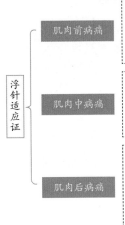

浮针适应证	肌肉前病痛	由其他疾病造成肌肉紧张，从而激发的一系列病痛，例如由于免疫系统出现问题导致的强直性脊柱炎，轻度感染所导致的慢性阑尾炎、牙周炎等
	肌肉中病痛	由于劳损等原因造成的肌肉病症，例如，急性腰扭伤，颈椎病，腰椎间盘突出症，肩部非炎症性疼痛，慢性膝关节炎，踝关节扭伤，非细菌性慢性胃炎胃溃疡，漏尿，等等
	肌肉后病痛	由于患肌受到挤压、刺激造成相关动脉、静脉、细小神经支的病症，例如，大部分颈椎病引起的头昏，宫寒，局部特性水肿，部分麻木。由于患肌所在肌肉无力，也会造成体态臃肿，不对称等形体病症

图1-5-2　适应证的分类

适应证还在不断探索中，现在能够明确是浮针适应证的，大多罗列在图1-5-3中。

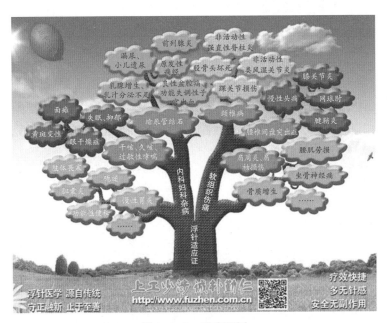

图1-5-3　适应证树

第六节 注意事项

浮针具有安全无副作用、疗效快捷确切、创伤极微等特点,但由于人的生理状态和生活环境条件等因素有不同,在运用浮针治疗时,还应注意以下几个方面,才能达到事半功倍、安全有效的目的。

1.肌肉前病痛,在原发病症没有得到有效治疗或控制的情况下,病情大多容易反复,在积极对症治疗的同时,也应对因治疗。

2.肌肉中病痛和肌肉后病痛,要注意让患者养成良好生活习惯。

3.有传染病、恶性病的患者,或有急性炎症、发热的患者,不要采用浮针疗法。例如,类风湿关节炎病人,如果体温高于正常,这时采用浮针疗法,几乎罔效。

4.妇女怀孕三个月以内者,不宜在小腹部针刺。如果孕妇紧张,一定不要针刺,以免出现不必要的纠纷。

5.常有自发性出血或凝血功能障碍导致损伤后出血不止者,如血友病患者,不宜针刺,长期服用抗凝药的也要注意。

6.皮肤有感染、溃疡、瘢痕或肿瘤的部位,不宜局部针刺。

7.肢体浮肿时,治疗效果不佳。例如,系统性红斑狼疮、类风湿关节炎患者因激素治疗而有明显的水肿,在这种情况下,浮针疗法治痛效果差。

8.在局部涂抹过红花油、按摩乳等刺激性外用药的,或者用过强烈膏药、强力火罐的,在短时间内不宜针刺。但如果这些外用药、膏药、火罐等用后,局部皮肤状态已经恢复正常,这时就适合用浮针疗法了。

9.浮针疗法对于其适应病症,治疗效果往往可以令专家瞠目结舌,但并非所有的病痛都可以解决。临床复杂多变,在与病人交流时,一定不能言过其实,夸大疗效,尤其是在未为病人进行检查之前。因为同样的病种,因病痛部位、疼痛程度或者病人体质不同,效果常会大相径庭。

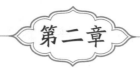

第二章

气血新论的形成及意义

了解中医的人都知道，"气血"是中医基础理论的重要组成部分。"气"和"血"是人体的物质基础和能量源泉，是中医临床的出发点和落脚点。要研究中医，从气血着手，把基本的概念厘清，再顺藤摸瓜，就可能收到事半功倍的效果。否则，就会抓不住重点，陷入循环论证的泥沼，如此则知识无法积累，永远难有真正的进步。

循环论证

论据本身的真实性要依靠论题来证明的逻辑错误。

如证明"针灸能疏通经络"，所用的论据是"经络是气血运行的通道"。而"经络是气血运行的通道"，又要借助于"针灸能疏通经络"来证明。

2020年，我们基于浮针医学的理论和临床，在传承创新思想的指导下，结合基础医学的理论，提出了气血新论，最核心的论述："气"相当于肌肉的功能。气和肌肉有四个共同特点：物质的、动态的、无形的和广泛的，两者在一定程度上可以互通。我们认为"气"和"血"的关系，约等于"肌肉－血液"（血循环）的关系，气血的功能绝大部分可以通过肌肉和血液（血循环）的功能实现。这一理论的创新有助于揭开中医的"神秘面纱"，打破中西医结合的理论壁垒，促进中医现代化和中西医相结合。

第一节　气血新论的形成过程

一、气血发展大致源流

气血理论的构架在《黄帝内经》时期已经形成，成为中医基础理论的重要组成部分。迄今为止,中医界依旧言必称《内经》,与气血理论的形成不无关系。《内经》让人们从气血的观察和理论推演中认识人体生命活动规律,指导医生的诊断治疗。

> "人之所有者,血与气耳。"
> ——《素问·调经论》

中医认为,气血是构成人体的物质基础,是人体生命活动的基石,与人体各种生理活动息息相关,《素问·调经论》中认为:"人之所有者,血与气耳……血气不和,百病乃变化而生。"因此,调和气血成为治疗疾病原则的核心内容。故《素问·至真要大论》曰:"谨守病机,各司其属,有者求之,无者求之,盛者责之,虚者责之,必先五胜,疏其血气,令其调达,而致和平,此之谓也。"

随着时代变迁和中医学的发展,后世在继承《黄帝内经》气血理论基础上又有所创新。张仲景将《内经》的气血理论与临床实践相结合,以阴阳为辨证总纲,以六经为框架,以调气血为其核心治则。

清代初期著名医家叶天士的《温热论》,创立了卫气营血辨证,认为"在卫汗之可也,到气才可清气,入营犹可透热转气……入血就恐耗血动血,直须凉血散血",把气血理论分阶段、分层次来指导临床。

清代中期医家王清任首创气虚血瘀致中风论,主张"治病之要诀,在明白气血","无论外感内伤……所伤者无非气血",组方亦多以调气活血为法。

晚清医家唐容川首创血证专著《血证论》,并指出:"人之一身,不外阴阳,而阴阳二字即是水火,水火二字即是气血。"提出血证"止血、消瘀、宁血、补虚"四大治法,在治血时注重调气,在调气的前提下再论治血。

> 气血是核心概念,可每个人都有自己不同的理解。

气血理论经过历史的传承及发展,内容已经非常丰富,广泛用于临床。不过可惜的是:气血的含义不够清晰,尤其是气的名称和内涵。这种不够明晰的气血概念造成人们对气血的理解很不一致,歧见纷纭,人们对气血状态的描述也就容易陷入各说各话的困境。

单就气的分类来说就非常复杂:把气总体上分为阳气、阴气;功能上分为荣气、卫气、元气、真气;从分布上又分为宗气、胃气、元气、真气;而从脏腑经络又划分为五脏之气和经气,每个脏器又有其本气,各经络也有不同的经气。而且不同名称的气之间,在功能、分布上不仅存在差异,还存在一定的重叠关系,例如,元气、真气、原气、肾气,名称近似,功能经常重叠。

要想更好地继承和发展中医气血理论,厘清概念是关键。这些种类繁多、概念不很明确的"气"容易引起思路混乱,不利于传承,不利于中医科研,不利于中医的发展。为了破解这个难题,更好地继承古代先贤的杰出智慧,我们提出了具象化的气血新论。

二、浮针与气血新论的诞生

气血新论的提出并不是凭空臆想、主观臆断。在充分认识传统医学气血理论的基础上,结合现代基础医学知识,经过 25 年的浮针临床验证,我们才逐渐形成了"气血新论"这一新理论。该理论虽然一定还不完善,但我们认为这是中医学发展的一个重要思路,或许能对中医学发展方向起到至关重要的作用。因此,不揣冒昧,把我们这些年的所思所想写出来,请方家指正。

1996 年 6 月,浮针在原中国人民解放军第一军医大学诞生以来,开始仅局限于治疗颈肩关节痛,随着适应证的逐渐拓展,如今已扩展到治疗不少内脏疾病,甚至经常发现其可以在很短的时间内改善舌苔,改变脉象。一开始,我们觉得很奇怪,为什么用一

> 脉诊时,我们经常感觉到变化,但因为没有办法客观展现,因此本书对脉象中医治疗后的改变很少介绍。

支浮针,在不同部位扫散,就可以治疗很多类型的疾病,并且起效迅捷,效果斐然。发明人符仲华在南京大学攻读博士学位的过程中,受 myofascial trigger point(MTrP)理论的影响,逐渐发现浮针治疗的所有病痛,都与肌肉器官或肌肉组织有关。凡是肌肉引起的功能性病痛,浮针基本能治;与肌肉器官或肌肉组织完全无关的病痛,浮针常常无能为力。

肌肉引起的疾病非常多,我们以前没有想到,或没有觉察到,造成这种失察的主要原因是:肌肉参与人体各系统功能的完成,一旦肌肉因为各种原因导致功能性变化,就可以引起人体各大系统的病痛(图 2-1-1),让人们误以为是各大系统本身的问题,而不追查是否是肌肉出现了问题。例如,哮喘多数是因为过敏造成支气管平滑肌痉挛,造成气道狭窄,呼吸困难,我们平时都忘了平滑肌,以为是过敏直接造成哮喘。再比如,颈部的慢性疼痛,我们都以为是颈

椎的骨性变化压迫或刺激神经造成,其实不然,至少不是直接原因,是肌肉长期紧张或劳损造成。

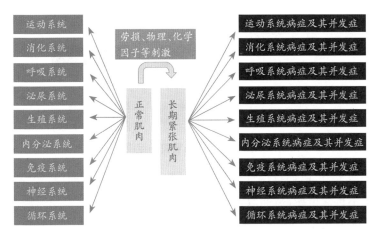

图 2-1-1　患肌可以不同程度地造成人体各系统的病痛或其并发症

肌肉出现功能障碍时,常伴随局部血循环的异常,肌肉对血液输布全身居功至伟,因为:①心肌收缩促使心脏泵血;②大多数血管,尤其是动脉,穿行在肌肉旁或肌肉内(图 2-1-2);③血管可以理解为运送血液的空腔性肌肉器官,除了毛细血管,所有的血管壁都由内膜、中膜和外膜组成。其中,中膜主要由平滑肌构成(图 2-1-3),只是血管不同,平滑肌的数量不一样而已。

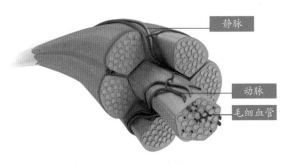

图 2-1-2　血管与肌肉的常见位置关系

肌肉组织和血管二者宛如夫妻,亲密无间,互相依存,互相促进。肌肉的正常活动,有赖于血管中血液的滋养;血液的正常循环,又依靠肌肉的收缩推动。机体劳累、受伤以及理化因素等影响,出现相关的肌肉紧张,导致该肌肉内部或旁边穿行的血管受到挤压,受挤压血管所管辖区域就会出现局部缺血、代谢障碍,最终引发能量危机。

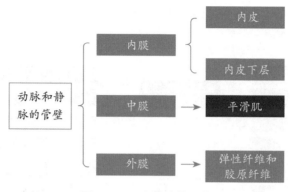

图 2-1-3　血管壁的组成

在临床上，可以通过浮针等各种方法松解原本紧张的肌肉，使得原本受挤压的血管不再受挤压，从而改善局部缺血状态，解决临床诸多相关病痛。

临床上观察到"肌肉－血液"相互紧密联系所产生的生理现象以及引发的病理变化后，我们前几年一直暗自庆幸，因为普通如我们，居然发现了这些现代医学没有重视、总结的现象。

作为中医师的我们，庆幸自己发现了这个现象和理论的同时，又有点惴惴不安，难道真的是我们发现的？难道几千年来杰出的中医前辈们都没有观察到？不应该啊。我们知道，我们之所以有这个发现，是因为有了现代基础医学知识，更重要的是，善于触摸肌肉。这么一想，脑子里就蹦出个念头，《内经》时代更善于触摸、善于司外揣内的古代先贤一定也观察到了，只是使用了我们不了解的词汇或表达方式。我们现在观察的方法古人也都有啊，如果我们的观察总结是对的，古代文献中一定也有。如果没有，最大的可能性是我们走入了误区，我们错了。

是的，如果我们的理论是对的，古人一定早就发现了这一现象。问题是，古人到底用什么来描述"肌肉－血液"这一现象或规律的呢？

长久惦记，必有突破。2018 年 10 月，在北京中医药大学国医堂的浮针诊室里，符仲华在带教甘秀伦和吴凤芝两位时，提出了"肌肉－血液"约等于"气血"这一观点，这个观点被本书作者之一甘秀伦在其当天的备忘录中记录了下来（图 2-1-4）。而后在带教过程中，大家就此话题断断续续讨论，大家觉得要给这个可能带来中医界变化的理论起一个新名字，让这个新观点得以被大家知晓，也能记得住。2019 年冬天，北京中医药大学解剖教研室的韩琳教授在跟师时，认为"气血新论"这个名称好，大家也觉得好，于是，气血新论正式破土而出。2020 年 5 月，符仲华、甘秀伦、吴凤芝、韩琳共同在《现代中医临床》发表以"气血新论"为题的论文，标记着气血新论的正式问世（图 2-1-5）。

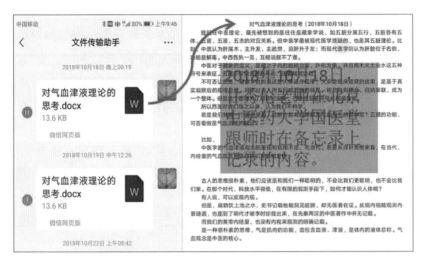

图 2-1-4　关于气血新论最早的记录

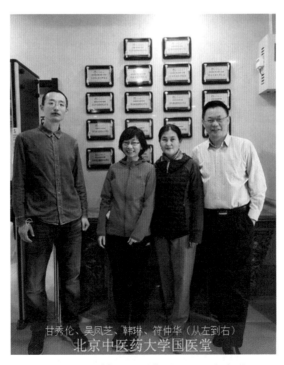

图 2-1-5　《气血新论》论文四作者合影

我们认为,气血新论或许还不能解释所有传统的"气血"理论,但它确实能解释大多数的现象。或许它与传统的中医观点之间有一定跨度,但细细品味这一新观点,它以独特的视角,为模糊的中医概念具象化提供了一种可能,为传统中医临床提供了一种新路径。当然,要大多数人都认同气血新论还有很长的路要走,无论此路多长,必须跨出第一步。

第二节　自然界的"气"在医学界演变为肌肉功能

上一节我们介绍了气血新论产生的大致过程,但还有很多方面不很明了,比如:中国人心目中无处不在的"气",深入到各个领域的"气",在医学界究竟如何翻译为肌肉的功能。

这个话题必须讲得清、讲得透,整个气血新论这一大厦的基础才能打得牢,本节就专门探讨"气"的演变过程。

一、气的概念

气的概念十分丰富,《辞海》中对气的解释有 20 多种。

气可以指一种极细微的物质,是构成世界万物的本原。王充提出:"天地合气,万物自生。"(《论衡·自然》)张载认为:"太虚不能无气,气不能不聚而为万物。"

可以指一种精神状态、道德境界。孟子认为:"至大至刚"的"浩然之气"乃"集义所生"(见《孟子·公孙丑上》)。

可以指气数、命运。《二程遗书》卷十八:"问:'上古人多寿,后世不及古,何也? 莫是气否?' 曰:'气便是命也。'"

也可以指人对事物的理解、接受能力;悟性。《管子·内业》:"灵气在心,一来一逝,其细无内,其大无外。"

气几乎是无处不在的,在不同领域,气就有不同含义,非常复杂。不过,与医学直接相关的,我们认为主要有三种:自然之气、哲学之气和医学之气。

(一)自然之气

《说文解字》:气,"云气也"。即气体,是大自然的一种现象,视之无形,感之而动,比如水蒸气,看得见,变化多端,感受得到。

此外,气还可指天气、呼吸之气、水谷之气等。如《左传》有提到"天有六气,降生五味……六气曰:阴阳风雨晦明也"。这里的气指气候。《论语·乡党》:"肉虽多,不使胜食气。"这里的气指五谷之气。

（二）哲学之气

"气"的概念引入哲学层面,被抽象为构成万事万物的本原物质。

中国传统哲学认为,气是一种活跃的极细微的物质,是构成世界万物的本原,是一种抽象的物质概念,具有运动的属性,是物质与功能的辩证统一。

张岱年《中国哲学大纲》中写道:"中国哲学中所谓气,可以说是最细微最流动的物质,以气解说宇宙,即以最细微最流动的物质为一切之根本。"

（三）医学之气

既然"气"能用于解释自然界的很多现象,解释宇宙,理所当然地,"气"也能解释生命现象。我们的先人们吸纳了"气"这一哲学思维,并把气的概念纳入中医学的核心体系。如《内经》里对气的论述:"天地合气,命之曰人""人以天地之气生,四时之法成""余闻人有精、气、津、液、血、脉,余意以为一气耳",将气作为生命之本,认为气是构成人体和维持人体生命活动的最基本物质。

也就是说,我们现在中医界所说的"气",大体上来说,是来源于哲学之气,哲学之气来源于自然之气。

二、气的特性

虽然医学上有很多"气",各不相同,不过细细考察,还是能够抽离出各种气的共性。

（一）物质的

气是天地万物的本原,同时也具备物质性,是一种具有本原性质的物质载体。《鹖冠子·泰录篇》曰:"天地成于元气,万物乘于天地。"《白虎通义·天地》:"天地者,元气之所生,万物之祖也。"《论衡》:"元气未分,浑沌为一,万物之生,皆禀元气。"气是构成天地万物的物质载体。

关于人体之"气",现行中医学教材一般定义为:"气是构成人体和维持人体生命活动的最基本物质。"

（二）动态的

运动是气的根本属性。庄子言:"气变而有形,形变而有生。"（《庄子·外篇·至乐》)"人之生,气之聚也,聚则为生,散则为死。"（《庄子·知北游》)

"道生一,一生二,二生三,三生万物。万物负阴而抱阳,冲气以为和。"

(《道德经·第四十二章》)气的运动造就了天地万物的生成、发展、变更和消亡。

朱熹言:"一气之运,无顷刻停息。"陈亮也说:"阴阳之气,阖辟往来,间不容息。"

中医学也认为,运动是气的根本属性。"物生谓之化,物极谓之变。"(《素问·天元纪大论》)"物之生,从于化;物之极,由乎变。变化之相薄,成败之所由也。"(《素问·六微旨大论》)"变""化",皆是代指气的运动。

对气的运动方式,《内经》以"升降出入"四字概括,《素问·六微旨大论》曰:"气之升降,天地之更用也……高下相召,升降相因,而变作矣。""出入废,则神机化灭;升降息,则气立孤危。故非出入,则无以生、长、壮、老、已;非升降,则无以生、长、化、收、藏。"通过升降出入运动,进而实现气的温煦、推动、防御、固摄、气化、营养等功能。

(三)无形的

张载言:"太虚无形,气之本体,其聚其散,变化之客形尔。"(《正蒙·太和篇》)气无形无象,不可察其形,却又是存在的,虽然没有形体,却能形成有形之物。

至于人体之气,中医学认为,气是通过人体脏腑组织的功能活动而表现出来的。"惟气以成形,气聚则形存,气散则形亡"(《医门法律》),认为形体是因气聚而存。"观于冥冥者,言形气荣卫之不形于外,而工独知之……然而不形于外,故曰观于冥冥焉……是故工之所以异也,然而不形见于外,故俱不能见也,视之无形,尝之无味,故谓冥冥,若神仿佛"(《素问·八正神明论》),气"不形于外""俱不能见""视之无形",都是说气的无形性。

(四)广泛的

在一元论的传统哲学观念里,气广泛存在于万事万物之中。如《庄子·知北游》中言:"故曰通天下一气耳,圣人故贵一。"这种思想,在各家学说中比比皆是。如《道德经》四十二章:"万物负阴而抱阳,冲气以为和。"《淮南子·天文训》:"宇宙生气,气有涯垠,清阳者薄靡而为天,重浊者凝滞而为地。"《论衡·自然》:"天地合气,万物自生。"从中不难看出,气不仅是构成天地万物的基本物质,更是普遍、广泛地存在于万物中,天地自然万物被统一为一体,皆是因气的广泛存在。

在此哲学观念指导下,气在中医学也被认为是广泛而普遍存在的。

首先,人与天地自然因气而广泛联系。《素问·宝命全形论》中说:"人以天地之气生,四时之法成……人生于地,悬命于天,天地合气,命之曰人。"因为气的广泛存在,才有了天人合一思想。

其次,气广泛存在于人体。《难经》:"气者,人之根本也。"《素问·六节藏象论》:"气和而生,津液相成,神乃自生。"《类经·摄生类》:"人之有生,全赖此气。"因气的存在而有生命活动。

此外,人体的气也因部位和功能的不同,被分为很多类别,如内有脏腑之气,外有经气;上有宗气,中有中气,下有元气;脉内为营气,脉外为卫气。以上诸种气,也反映了气在人体的广泛而普遍的存在,无论内外,无论脏腑还是经络,都有气的存在。

从"物质的""动态的""无形的""广泛的"这些特征可以看出,气具有功能和物质的双重特性,不仅代表功能(无形、且主运动),同时也是物质的,而且普遍存在的。

中医学认为:气既是构成人体的基本物质,又是人体脏腑组织生理功能的体现。中医学上的气,既是一种物质,又表征了功能。所以教科书上说:"气是物质与运动、结构与功能的辩证统一。"

那么落实到具体的人体,中医学中的"气"到底是什么呢?

三、气与肌肉

在中医学中,气的名称和种类也是纷繁复杂的。时代发展到今天,对气的认识也出现了许多解读。中国哲学层面的气被解读为光、电、质点、原子、量子、场等;中医层面的气,也有不同的学者认为与细胞及细胞通讯、生物能、新陈代谢、线粒体、基因、免疫球蛋白、蛋白质组、脂联素、Ca^{2+}、气体信号分子、电、场、微粒流、中微子、量子、暗物质、熵、信息、系统理论等有关。[1]

前面我们总结过,气有四个特性,我们对照一下,从生理学上考虑,到底是什么组织符合"气"的共性呢?

我们认为是肌肉,更准确地说,是肌组织。

关于第一个特性,"物质的"。毫无疑问,肌组织是物质的,客观存在的。

关于其第二个特性,"运动的"。人体中具有主动运动功能的只有肌组织。肌肉组织使人体"动"起来,产生了各种功能,不同肌肉活动产生各种功能。不

① 王小平.关于气现代诠释的几个问题[J].陕西中医学院学报,2014,37(05):11-14.

同类型不同部位的肌肉各司其职，各展其能，表现出完全不同的状态。因此，我们推测，古代先贤用不同的"气"来描述这些不同的肌肉功能。

第三个特性，"无形的"。人体所有的功能，都必须由具体的结构去完成。"气"是运动的，又是无形的，看起来匪夷所思：一个无形的结构完成了运动的功能。似乎违背基本常识。虽然有学者认为气具有非结构性和非机械性特征[①]，但我们觉得于理不合，虽然中医、西医区别巨大，但既然都研究人体，如何有脱离结构而存在的功能？没有结构的功能，如何测定？如何感知？又如何证实或证伪其存在与否？如果真的这样，这个没有载体的"气"就可能失去科学性，"气"的虚实、大小都完全没有办法感知和测量，"气"的理论如何发展？中医学如何发展？因此，我们很难认可"气"的非结构说法。那"气"无形的原因究竟在哪里？我们认为主要原因有二：

（1）最大的可能是这些功能是多种器官完成，是多种器官功能的集合。多种器官功能有一样的特征，因为这些器官由同一种组织所构成。肌组织分布在很多器官上，符合这一特征。因为分布在很多器官上，所以"无形"。

（2）当人死了，肌肉停止了运动，"气"也就消失得无影无踪，功能没了，结构也就似乎找不到了，也就"无形"了。

第四个特性，"广泛的"。"气"几乎无处不在，必须具有广泛性的特征。人体肌肉可以说是最大的器官，而且，动静脉壁、皮肤下方的立毛肌都富含肌组织，因此，肌肉器官或肌组织是"广泛的"，符合"气"的这个特征。其他组织分布也广泛，不过，上

> 筋膜、肌腱、韧带等组织的活动都是被动的，是由于肌肉牵拉或周边环境造成的。

皮组织很明显要被排除在"气"之外，因为该组织主要在体表或一些器官的表层，不能反映出无处不在的"气"。神经组织除了电活动，外观上并不活动，不符合"气是动态的"这个特征。结缔组织几乎符合"气"的所有四个特征，物质的、广泛的、无形的，而且常"动态的"。不过，结缔组织的活动都是被动的活动，都是由于肌肉组织收缩牵拉或者内容物填充等情况造成，不具备主动活动的能力。

---

① 吉文辉.气在传统文化中的地位及其内涵[J].南京中医药大学学报(社会科学版),2000(03):115-118.

因此,只有肌肉器官或肌组织符合"气"的特征。

通过上面的分析,我们可以得出一个结论,无形之"气"的载体只能在肌肉或其组织上。可以简单总结一下:气,约等于肌肉(图2-2-1),或者说,"气",相当于不同肌肉的功能。为什么说"约等于",或者说相当于,是因为:"气"的概念每个人有不同的理解,我们只能抓住共性,提炼本质,不能涵盖所有。尤其是元气或原气,似乎很难用肌肉的功能去解释,只能认为是先贤高度抽象的概念,幸好,临床上很少用元气或原气去辨证论治或辨证取穴。

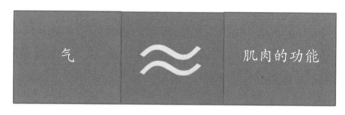

图2-2-1　气相当于肌肉的功能

这一提法并非空想而来,是基于对中西医基础知识的学习和思考,并结合多年的临床观察,才得出的初步认识,其内涵我们将在后文中进一步阐释。

第三节　"血"与血液、血循环

气血,又称为血气。血与气在中医文献中经常同时出现,但"气"是个"外来词",是从自然界、哲学界引进的,而"血"就是医学专有词汇,其他地方见不到。因为来源单一,"血"的含义就不像"气"那么复杂,歧义较少。

本书多用"气血"少用"血气"的原因是"血"是根本,"气"是条件。

一、血的概念

中医学中,血大多数情况下是指循行于脉中的红色液态物质,是构成人体和维持人体生命活动的基本物质之一。这个概念表述,看起来非常明确,内涵清晰,但其实有一个"坑",让整个"血"的定义扑朔迷离,这个坑就是概念表达中的一个词还不明确:"脉"。如果脉这个词不能确定,含混不一,那么"血"的定义也就不能明确,也就含混。

一般中医基础学都这么定义"脉":血液循行的管道,又称"血府"。如果要这样定义"血"和"脉",就陷入循环论证。因此,要搞清楚什么是"血",必须搞清楚什么是"脉"。

"脉"字的正字是"脈"，这个字的左半边应该是个"月"字，右半边与"派"的右半边一样，是河的支流的意思。

> "茫茫九派流中国，
> 　沉沉一线穿南北。"
> ——毛泽东

就是说，这个"脉"的本意就是个有液体流动的河流或管道，脉为"血府"（《素问·脉要精微论》）已经说得很清楚。在人体上，从外面或者从不很精致的解剖中，能够判断有液体流动的地方只能是血管，没有其他的器官有这个功能（淋巴管中也有液体流动，但一般解剖不容易发现）。因此，可以断定，《内经》中的"脉"就是血管，或动脉，或静脉。

从上面的分析，我们可以明确，传统医学中的"血"指的就是流经在血管中的红色液体，也就是现代医学中的血液，即：流动在人的血管和心脏中的一种红色不透明的黏稠液体。

中医的"血"，不仅仅指血液，还有血循环的意思，血在脉内，"营周不休"，"阴阳相贯，如环无端"。临床上所说的活血指的就是加速血循环，或局部，或周身。

二、血的生成

中医认为，水谷精微、营气、津液、精髓均为生成血液的物质基础，但津液和营气都来自饮食物经脾胃的消化吸收而生成的水谷精微，所以，就物质来源而言，水谷精微和精髓则是血液生成的主要物质基础。

所有学过中医基础理论的人都知道，脾胃为"气血生化之源"。饮食营养的优劣，脾胃运化功能的强弱，直接影响着血液的化生。"盖饮食多自能生血，饮食少则血不生"（《医门法律·虚劳论》）。

"肾藏精，精者，血之所成也"（《诸病源候论·虚劳病诸候》），"血即精之属也"（《景岳全书·血证》），"肾为水脏，主藏精而化血"（《侣山堂类辩·辩血》）。这些表述说明精髓也是化生血液的基本物质。

也就是说，后天和先天都能影响到"血"的生成和质量，但先天的不足难以在临床上弥补，因此，按照中医的传统认识，后天，也就是营养和脾胃的消化功能是"血"质量的关键。

"血"与五脏之间都有密切关系，因为：

（1）心主血脉。"血为心火之化，以其为心火所成……故《经》谓心生血，又云血属于心"(《医碥·血》)。

（2）肺朝百脉。"中焦亦并胃中,出上焦之后,此所受气者,泌糟粕,蒸津液,化其精微,上注于肺脉,乃化而为血"(《灵枢·营卫生会》)。

（3）脾为后天之本,气血生化之源。"胃中水谷之清气,借脾之运化成血,故曰生化于脾"(《医碥·血》)。

（4）肝主疏泄而藏血。肝脏是一个贮血器官。因精血同源,肝血充足,故肾亦有所藏,精有所资,精充则血足。另外,肝可生血,所以《内经》云:"肝……其充在筋,以生血气。"(《素问·六节脏象论》)

（5）肾藏精,精生髓。"血之与气,异名同类,虽有阴阳清浊之分,总由水谷精微所化。其始也混然一区,未分清浊,得脾气之鼓运,如雾上蒸于肺而为气;气不耗,归精于肾而为精;精不泄,归精于肝而化清血"(《张氏医通·诸血门》)。

综上所述,中医认为,"血"是以水谷精微和精髓为主要物质基础,在脾胃、心肺、肝肾等脏腑的共同作用下而生成的。

在浮针临床中,也需要关注血液中营养对浮针疗效的影响。下面是甘肃刘玉忠医生2011年的一个病例报道,请大家参考。

某男,20岁,工人,2011年1月29日就诊。诉:颈部不适3年余,加重半年,活动稍感受限。由于工作原因,长期不能按时吃饭,平素喜欢吃方便面、烧烤油炸类食品,有烟酒嗜好,胃脘不适,消瘦,疲乏无力。

2011年1月28日X线片示:颈椎轴线居中,生理曲度存在;各颈椎椎体骨质完整,第6颈椎椎体前后缘上下角骨质增生、变尖;各颈椎椎间隙(椎间孔)未见变窄。

患肌查体:颈部斜角肌、胸锁乳突肌、肩胛提肌等,腹部腹直肌。浮针常规依次治疗,配合再灌注活动,症状明显好转,留管。嘱:调节情志,做颈椎保健操,禁烟忌酒,少食辛辣刺激食物。

1月31日二诊:颈部疼痛明显减轻,胃部明显舒服,疲乏好转,今天有所复发。继续治疗,浮针扫散配合再灌注活动,症状明显减轻。

2月1日三诊:上述症状治疗后基本即刻消失,活动时稍有不适。今早起来,感觉又有反复,继续治疗,症状又明显消失。嘱:给予高热量易消化食物为主。

3月10日诉症状未再发,经过配合饮食、保健操,症状明显消失,体质明显增强。

5月15日电话随访,颈椎症状未再发,体质增强,宣告痊愈。

思考:患者前两次治疗即时效应都很好,但效果不持续。第三次治疗完毕给予高热量易消化食物后,经过十天饮食结构上的调整,患者的症状明显改善。

本例中,前两次治疗以消除患肌、改善血供为主,即通气血以治痛,但病情容易反复。观其原因,可能是脾胃虚弱、气血化生不足所致。故三诊开始改善饮食,调理肠胃,增加气血生化,改善血液营养成分,患者渐渐恢复良好。可见,在临床中关注血液生化的源头非常重要。

三、血的循行

"血"在脉管中运行不息,输布于全身,环周不休,以营养人体的周身内外上下。血循行与心、肺、脾、肝、肾皆有密切关系。故曰:"血……盖其源源而来,生化于脾,总统于心,藏受于肝,宣布于肺,施泄于肾,灌溉一身,无所不及。"(《景岳全书·血证》)

血循行的具体方向是:"食气入胃,散精于肝……食气入胃,浊气归心,淫精于脉,脉气流经,经气归于肺,肺朝百脉,输精于皮毛。毛脉合精,行气于府。府精神明,留于四脏,气归于权衡。"(《素问·经脉别论》)"此雾气由脏而经,由经而络,由络而播宣皮腠,熏肤充血泽毛……阴性亲内,自皮而络,自络而经,自经而归趋脏腑"(《素灵微蕴》)。这些论述说明了水谷精气的走行方向,指出了水谷精气是进入血循环的。

血循行需要两种力量:推动力和固摄力。推动力主要体现在心主血脉,肺助心行血及肝的疏泄功能方面;固摄力保障血液不致外溢的因素,具体地体现在脾的统血和肝藏血的功能方面。若推动力量不足,则可出现血液流速缓慢、滞涩,甚者血瘀等病理改变;若固摄力量不足,则可导致血液外溢,出现出血症。

因此,在临床上,出现血流速度减慢的病症或是慢性良性出血病症,都要有整体观,要关注肝、脾、肾等相关脏腑,不要挂一漏万。

血液的推动力和固摄力,常被归结为气的功能:即气能行血、气能摄血。从气血新论的角度可理解为心肌、血管平滑肌、内脏平滑肌、骨骼肌等相关肌肉的功能(详见后文论述)。

四、血的生理功能

血有营养作用。血循行于脉内,是其发挥营养作用的前提。血沿脉管循行于全身,为全身各脏腑组织的功能活动提供营养。"血主濡之"(《难经·二十二难》)。全身各部无一不是在血的濡养作用下而发挥功能的。所以,血的功能强大,"目得之而能视,耳得之而能听,手得之而能摄,掌得之而能握,足得之而能步,脏得之而能液,腑得之而能气。是以出入升降,濡润宣通者,由此使然也"(《金匮钩玄·血属阴难成易亏论》)。例如,浮针临床上通过治疗颈部动脉周边的患肌,治疗干性眼底黄斑变性、神经性耳鸣等,就是重视血营养作用的典型例子。

血对神志活动也有重要的影响。《素问·八正神明论》说:"血气者,人之神,不可不谨养。"《灵枢·平人绝谷》说:"血脉和利,精神乃居。"在血气的滋养下产生神的活动,血盛则神旺,血虚则神怯,血尽则神亡。浮针临床上常着眼于血的功能来治疗头昏、记忆力下降等,都是血对神志作用的具体运用。

第四节　新视角下气血的生理病理

气血新论将中西理论结合,贯通古今,提出气血约等于"肌肉 – 血液"的观点,把气的表现形式直观地、简洁地理解为肌肉的功能,把"血"理解为血液和血循环。

一、气的生理表现

"气血新论"最重要的观念:气的表现形式是肌肉的功能,或者简单地说,人体内的"气"就是肌肉及其功能。

> 肌肉是人体内唯一能够自主活动的组织。

传统医学对宗气的定义,有助于佐证此观念。宗气聚集于胸中,上"出于喉咙,以贯心脉,而行呼吸焉"(《灵枢·邪客》),下"蓄于丹田,注足阳明之气街(相当于腹股沟部位)而下行于足"(张景岳《类经·针刺类》)。宗气积于胸中,可贯心脉、行呼吸。宗气充足则血脉通行,呼吸均匀,语声有力。从肌肉的功能分析,心脉的搏动是心肌收缩的结果,呼吸的顺畅依赖呼吸肌的收缩与舒张,语言声音的发出,也是面口咽喉部、胸腔腹腔等相关肌肉群协同作用的结果。宗气的表现形式,与相关肌肉的功能表现一致。

气具有推动、防御、温煦、固摄、气化、营养等生理功能。

气推动着五脏的运转、血液的运行和津液的输布,这些描述的功能表现,从现代医学角度看,都离不开肌肉的运动。**肌肉**分为三类:**心肌**分布于心脏,心脏的泵血有赖于此;**平滑肌**分布于消化道、血管、膀胱、呼吸道和子宫中,消化系统、循环系统、呼吸系统的功能依赖于平滑肌的运动;**骨骼肌**分布于头、颈、躯干和四肢,是运动系统的动力部分。这些由肌肉主导的系统、组织的功能,与中医气的推动作用有许多相似之处。

气的推动作用:心肌、血管平滑肌、骨骼肌共同推动血液的运行。此外,脏腑的功能活动亦有赖于内脏平滑肌和周边骨骼肌的推动。

气的防御作用:固护肌表腠理不被外邪侵袭,该部位正是肌肉所管辖的范围,当肌肉功能正常、血供丰富时,邪气自然难以侵袭。

气的温煦作用:肌肉产热,通过血循环温暖全身,是人体热量的来源。

气的固摄作用:血管平滑肌、消化道平滑肌及尿道括约肌等肌组织有固摄作用。

气的气化作用:肌肉能够不断推动脏器的活动,如胃肠道平滑肌推动食物的消化吸收,转化为营养物质。

气的营养作用:肌肉的营养作用是通过对血循环的影响而实现的。

不过,肌肉还不能解释传统中医"气"的全部内涵。如"元气"能激发推动人体生长与发育,似乎是生殖系统的作用。

二、气的病理表现

气的病理表现包括气虚和气机失调。气机失调主要有气滞、气逆、气陷等。

气虚的表现是:少气懒言,语声低微,乏力自汗,舌体胖淡,脉象虚弱,等等。从肌肉的角度理解,乏力是全身骨骼肌无力,语言声低是发音相关肌肉功能下降,出汗多也和肌肉的功能密切相关;脉搏的形成依赖于心脏的舒缩和血管的律动,心肌和血管的平滑肌也是属于肌肉。关于气虚的这些描述,都是肌肉功能下降的表现。

气滞于某一"经络"或局部,常有闷、胀、痛的表现,这与浮针临床观察到的肌肉病症相似,大部分的闷、胀、痛都与肌肉相关,一般是肌肉局部缺血导致。

气滞于肺,表现为胸闷咳喘,这常常是呼吸肌被影响的表现;气滞于胃肠,出现脘腹胀痛、大便秘结等,常常会牵连腹部的肌肉,如腹直肌、腹斜肌;肝郁气滞会出现胁肋胀痛、情志不畅,常常会在胁肋部找到患肌,如腹斜肌、肋间肌、前锯肌、胸大肌等,当把这些肌肉的异常状态解除之后,局部胀痛的症状消失,抑郁的情绪也常常随之得到改善。

气逆包括肺气上逆、肝气上逆和胃气上逆等。肺气上逆的表现是咳嗽、气喘、胸闷等,可以理解为呼吸肌受到影响,如膈肌、胸大肌、肋间肌、斜角肌等;胃气上逆则呕吐、呃逆、恶心、反胃等,这些症状主要是胃脏平滑肌、腹直肌、膈肌等为患;肝气上逆表现为头痛、眩晕、耳鸣、目赤等,常常是颈部的肌肉紧张,影响了头面部的血循环。通过松解相关的肌肉,以上气逆的症状往往可以迅速缓解。

气陷是指气虚无力升举,清阳之气不升反而下陷,甚至会出现脏器下垂。从肌肉的视角观察,脱肛、阴挺是盆底肌力量下降;胃下垂是膈肌悬力不足,支撑内脏器官韧带松弛,或腹肌松弛,都与肌肉功能下降相关。而清阳不升引起的头晕目眩,如《灵枢·口问》篇云:"上气不足,脑为之不满,耳为之苦鸣,头为之苦倾,目为之眩。"这段"上气不足"的论述,与我们常见的颈椎病很相似,当颈部肌肉出现问题时,由于颈部肌肉处于患肌状态,导致头面部血液供应受到影响,会出现头昏、眼花、耳鸣等表现。

从肌肉的视角去观察气的病理表现,就会发现:"气"导致的疾病大多都落脚于肌肉的功能异常。

三、气血的关系约等于肌肉与血液的关系

《灵枢·营卫生会》说:"血之与气,异名同类焉。"血与气的关系非常密切。

"气为血之帅",指血液的循环要靠气来推动。血液运行的动力,来自心脏的收缩、动脉血管平滑肌的律动以及骨骼肌的收缩、舒张交替活动,此处的气可以理解为肌肉的运动,即心肌、血管平滑肌和相关骨骼肌。

"气能生血",指血的化生有赖于气的化生,气的运动变化是血液生成的动力。血液化生的主要场所是中焦脾胃,依赖胃肠道的消化吸收功能。而胃肠道平滑肌,与周围相关的腹肌,都是消化系统正常工作的保障。此处的气可理解为消化吸收功能。

"血为气之母",指血能生气。肌肉运动所需的营养物质,都依赖血液中的

成分滋养;代谢废物也是靠血运载出去。当局部缺血时,肌肉常常表现为疼痛、无力、失用等表现。

"血能载气",是指气存于血中,依附于血而不致散失,赖血之运载而运行全身。从肌肉的视角看,在血液顺利送达的前提下,肌肉才能发挥功能。

总之,气是血液生成和运行的动力,血是气的化生基础和载体,气与血相互依存。这与肌肉与血液循环的关系非常相似:肌肉需要血液滋养才能工作,血液的生成和运行又是依靠肌肉来完成。简单地说:气血的关系,约等于肌肉与血液的关系(图 2-4-1)。

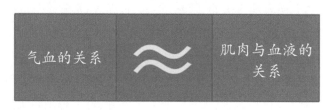

图 2-4-1 气血关系的现代阐释

四、气血关系的病理表现

《素问·调经论》言:"血气不和,百病乃变化而生。"指出气血的失和是疾病发生的原因。气与血共同导致的病理变化,主要包含如下几个方面:

气虚血瘀:指当气虚时,推动无力,易导致血液瘀阻。气虚的表现是疲乏无力、少气懒言等,血瘀则有瘫痪、麻木或窜痛等表现。气虚可以理解为肌肉功能下降,一方面心脏功能下降,血液循环动力不足;另一方面局部的肌肉有可能出现患肌,也会阻碍其下穿行的血管,引发局部缺血,出现疼痛、麻木等症状。

气滞血瘀:指气机郁滞日久而致血行瘀阻,多见胸胁胀满疼痛、癥瘕积聚等病证。气滞可以理解为肌肉处于患肌状态,由于动脉常穿行于肌肉中,肌肉紧张可能会压迫血管,导致血液供应不足,出现疼痛、胀满等症状。

气血两虚:气血都不足,出现少气懒言、神疲乏力、自汗、眩晕、心悸失眠、面色淡白或萎黄等表现。从患肌的角度看,当局部供血不足时,肌肉因得不到营养,其功能也会随之下降;当肌肉功能下降,胃肠道消化吸收能力弱时,也会导致血液化生不足。

久病多虚:病程日久,则易耗伤气血,导致气血虚弱。从气血新论视角看,肌肉处于紧张状态时,血供将会下降;随着血供的下降,肌肉得不到修复,又会越发的紧张,这是一种恶性循环。如长期处于这种恶性循环,肌肉功能可能会下降,血液供应亦会变差,也即气血虚弱。

久病多瘀:《素问·痹论》言"病久入深,荣卫之行涩,经络时疏,故不通"。叶天士也说:"大凡经主气,络主血,久病血瘀。"都指出了病久则气血不通,会导致气血瘀阻。从气血新论看,疾病日久多会引发肌肉的紧张,肌肉的紧张又有可能压迫血管,相关动、静脉血管受压,新鲜的动脉血液无法进来,通过静脉运送的代谢废物也难以排出,局部形成血液瘀阻的局面。

从肌肉与血液的视角来观察气血关系,许多气血间的病理关系,可以找到更直观的解释。

第五节　气血新论的意义

气血理论主要源于《内经》,随着中医学的发展,汉代张仲景将《内经》的气血理论与临床实践相结合,以六经为框架,在《伤寒论》中,详细阐明了脏腑经络病变之间的相互影响,这也是气血相通的结果。

隋、唐及宋代医家将气血辨证和治疗进行了单独分类,使调和气血成为具体化的治则。金元医家阐发了脏腑生克关系在于气血的升降出入运动,进一步充实了气血理论。明代医家提出了审证求因、立方用药当气血合参,不可偏执。清代著名医家叶天士的《温热论》创立了卫气营血辨证,把气血理论分阶段、分层次来指导临床。王清任说得更直白:"治病之要诀,在明白气血。""无论外感内伤……所伤者无非气血。"唐容川著《血证论》标志着血证治则的成熟,为现代发展气血学说和进行活血化瘀、微循环研究奠定了基础。气血理论经过数千年的传承及发展已经久经考验,非常普及,但是气的抽象化让人莫衷一是,对初学者来说非常复杂,对高水平的医生来说,也容易陷入争论。种类繁多、概念不明晰的"气"容易引起思路混乱,不利于中医学提高、普及。要想更好地继承中医的核心——气血理论,必须首先厘清气血的本质问题,厘清本质问题,才能在继承的基础上创新。

只有肌肉组织具有气的共性,它广泛地分布于人体各个系统组织器官,具有主动运动功能,不同肌肉产生不同功能,各司其职,各展其能,表现出完全不同的状态,因此,古代先贤用不同的"气"来描述这各个不同的肌肉功能,"气血新论"的建立将"气"和"肌肉功能"联通起来，将血与血循环、经络经脉等联通了起来。

气血新论是对传统气血理论的继承、发展和创新，通过对传统气血理论的回顾研究和对现代医学肌肉病变的探索，将"肌肉"这一人体复杂调节系统的控制开关与中医气血理论结合，不仅发掘完善了气血理论，丰富了科学内涵，同时通过中医气血阴阳理论有助于揭示"肌肉"的性质及控制规律，拓宽现代医学对于肌肉病变的认识，使得现代医学更能够理解中医的整体观，用传统中医的智慧启迪现代医学的发展。归纳起来，气血新论的建立，如同桥梁一样（图2-5-1），把原本貌似不相干的一些重要理论和技术连通了起来，主要体现在以下四个方面：

（1）有助于打通内治法和外治法，增强二者的融合度。现在的中医内治法和外治法，理论差异较大，也都能解决一些问题，也都有一些问题解决不了，互相之间不能理解，这种情况造成现实的情况是：中医内科关注的是脏腑，针灸外治考量的是经络。学针灸的人不擅长开中药，开中药的人不喜欢针灸，主要的原因就是互相不能理解，理论不能共通。气血新论从源头上解决了这个问题，或者说是部分解决了这个问题。

（2）有助于融通中医和西医理论。传统中医和西医因说理方式不同、治疗思路有异，彼此之间的争论似乎不可避免。气血新论汇通了中西，可以说是现代的汇通派。有了气血新论，西医理解了中医，甚至可以有茅塞顿开的感觉，中医理解了西医，也就知道了西医的一些薄弱环节，也就知道我们中医应该"有所为，有所不为"。

（3）有助于贯通古今，推动中医学的发展，有助于响应国家对中医药发展的期待：守正创新。中医应该是中国的一张响亮名片，为世界人民的健康做出贡献的同时，也让世界人民了解中国。气血新论有助于世界人民理解中医，理解我们古代先贤的智慧，理解中国人的思考方式。

（4）有助于连通医疗与保健养生，尤其对理解传统医学和气功等传统保健方法的关系有助益。由于宗教、文化等因素的渗透，传统养生保健常显得非常复杂，高深莫测，其实，撇开宗教文化因素，这些养生保健都与调呼吸、调心神、调机体紧密相关，都离不开气血的调和。气血新论的建立有助于民众了解传统养生方法，有助于西方人对传统智慧的理解。

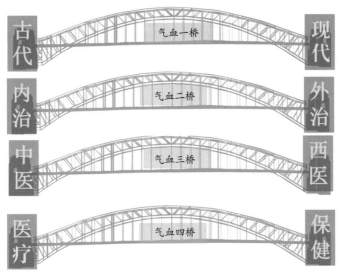

图 2-5-1　气血四桥

除了上面的四个主要意义,气血新论的建立,还能:

(1)使诊治变得有针对性,更具可检验性、可操作性。虽然气血新论还不能说明所有问题,不能解释气血的全部内涵,但是,将气落脚于肌肉,在诊断和治疗时,就有了清晰的靶点和方向。

(2)因为阴阳五行这些哲学观念占据主导地位,掩盖了"气血"理论的光芒,让很多人以为中医没有边界,无病不治!实际上是不现实的,也是不可能的。实际上,医学是有边界的。气血新论的建立可以使得人们重视边界,从理论上告诉人们不要指望治疗所有的疾病,我们中医治疗的主要是气血相关的健康问题。

(3)为临床开拓新思路,借鉴气血新论,直观地思考问题,让许多疑难病的诊治别开生面;这种直观的气血观,有助于解释针灸与方药等中医学方法,将这个方法的理论内核贯穿一体。我们中医的一些技法或者方药,常常因为各个具体的方法建立各自的理论,各有各的学会,这也是各家学说建立的内在原因。各家学说都能在一定程度上解释中医学的一些侧面,也在一定程度上推进了中医学的发展。但各家学说,本质上是各自具有不同见解。同样的人体,同样的疾病,不可能各家学说都对、都准确,造成这样境况的原因是我们对各自中医词汇的理解不一样,因此建立具象化的气血理论非常重要。虽然还有一些不很清晰的地方,但我们感觉已经朝着正确的方法前进了。

（4）便于向病人讲述病因病理，可以清晰地告诉病人哪些肌肉出了问题，如何影响了血循环，需要如何处理，尤其是现代很多病人已经具备很好的医学知识，患者都想对自身的身体状况有更加清晰的认知。因此，如何用通俗易懂的语言向患者解释他们体内发生了什么，医生如何做，将会起到什么样的作用，就显得十分重要。

（5）为中医学科研提供了扎实的载体和实证所必要的理论依据，有助于进一步揭示中医治疗手段的作用途径，以便更好地指导临床实践。

（6）有助于揭示传统养生保健的机制，为传统养生保健科学化提供一种思路，使得民众更能理解养生保健，建设一个更健康的社会。

因此，"气血新论"就像桥梁，不仅是浮针医学发展新的里程碑，是针灸理论的创新，是临床诊治和中医学科研的新思路，更是中西医结合的好起点。

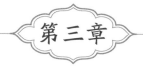

气血与八纲辨证

从上一章我们了解到气血新论的形成缘由以及重要意义,貌似把气血的地位抬得很高。有人一定有疑问,高等中医药院校教材《中医基础理论》中并没有把气血的地位看得这么重要。中医基础理论主要介绍阴阳五行理论、藏象理论、气血津液理论、病因病机理论,其中,气血在中医基础理论中的地位很不隆显,相关论述仅仅是教材中很小的一部分。是什么原因造成这样的状况?气血与中医其他基础理论是什么样的关系?

本章将分析气血在中医基础理论中的作用,阐明气血在中医学基础理论中的核心地位。

第一节 气血与阴阳

阴阳学说的地位在中医学理论中几乎无与伦比,谈到中医,马上就想到阴阳,最直观的表现是阴阳图在中医界中或者传统文化中几乎无处不在。

一、阴阳与气血

(一)什么是阴阳?

关于阴和阳,在《说文解字》中,解释得非常简明清晰:山的北面,江河的南面,叫作"阴";山的南面,江河的北面,叫作"阳"。阴阳的含义在地名中体现得最明显,例如,江阴(属江苏无锡)就是长江南边的一个城市;衡阳(属湖南)就是衡山南边的城市。简言之,阴阳就是日光的向背。这两个位置对立,又彼此离不开。阴阳这种互相对立又互相依存的关系被古代哲学界广泛运用,用以对自然界一切相互关联的某些事物或现象对立双方的概括。

哲学上,阴阳学说即是通过分析相关事物的相对属性,以及某一事物内部矛盾双方的相互关系，用以研究宇宙间事物或现象存在着的阴阳相互对立又统一的两个方面，进而阐述和推演一切事物发展变化的内在规律。

在中医理论成型的时代，阴阳学说是那时最流行的哲学观念之一，可以说是最主流的文化代表。

《内经》的作者们所处的时代决定了他们非常善于吸收当年的各种思潮，原因是：①当年职业分工不明确，没有专职医生，医学家们应该大多是兼职；②那个时代都是用竹简或帛书，书写成本极为昂贵，能够认字、书写的人都是富裕的学者或者官员。

因此，《内经》的作者们应该就是当年的哲学家们，甚至是推动中国古典哲学发展的那些博学之士。很自然的，写作时吸收了当时风行的阴阳哲学概念，并将之与中医理论对接，用以说明生理病理变化、指导临床治疗。实际上，《内经》并非一本中医临床的指导书，而主要是中医基础学知识汇编。作者们把他们对生命的理解、大量的解剖知识以及医生细致的体表检查所获资料等临床经验和零碎的知识，运用"阴阳"等哲学认识串联起来。到了东汉末年，张仲景写《伤寒杂病论》就是临床指导用书了，结合同时代的哲学思潮的情况就比《内经》少了很多。

伟大的《内经》的作者们，把阴阳这些容易被大家理解的哲学知识引入医学，极大地增加了临床诊疗经验和片段知识的可接受性，保障了两千多年来中医学传承体系的完整性和延续性。

（二）阴阳学说的中医内涵

阴阳学说作为一种哲学理论，被广泛地运用于中医学的各个方面，其内涵十分丰富。

> 阴阳几乎无处不在，可是临床的主要意义，是解释气血的状态和转归。

（1）在说明人体的脏腑时使用之，如五脏为阴，六腑为阳；头为阳，足为阴；体表为阳，内脏为阴。正如《素问·金匮真言论》："言人之阴阳，则外为阳，内为阴。言人身之阴阳，则背为阳，腹为阴。言人身之脏腑中阴阳，则脏者为阴，腑者为阳；肝、心、脾、肺、肾五脏皆为阴，胆、胃、大肠、小肠、膀胱、三焦六腑皆为阳。"

（2）在说明生理功能时亦用之。如《素问·生气通天论》"阴者，藏精而起亟也；阳者，卫外而为固也"，用以说明机体防御功能。

（3）在说明病理变化时用之。如《素问·阴阳应象大论》："阳盛则热，阴胜则寒""阳盛则阴病,阴盛则阳病"。在中医四诊时仍离不开它,面色赤红发热为阳,晦暗无华者为阴;声音气粗声高为阳,气弱声低为阴等。

(4)在鉴别药性时也用之。辛甘发散为阳,酸苦涌泻为阴。

(5)在指导临床治疗时还用之。"谨察阴阳所在而调之"(《素问·至真要大论》)。

可见,阴阳观念在中医理论中随处可见,其深入到各个角落,内涵十分丰富。可以说,没有阴阳学说,就没有今天辉煌的中医学。

(三)阴阳是对气血的描述

虽然阴阳观念浸透在中医学的各个方面,却虚多实少。《灵枢·阴阳系日月》云:"阴阳者,有名而无形。"阴阳作为一种抽象的哲学概念,在落实到人体生理实质上时,在判断机体状态的阴阳属性时,还是要靠气血去实现。《素问·阴阳应象大论》言:"阴阳者,血气之男女也。"指出:阳主气,阴主血。《景岳全书·血证》言:"人有阴阳,即为血气。阳主气,故气全则神旺;阴主血,故血盛则形强。人生所赖,唯斯而已。"《寿世保元》亦云:"人生之初,具此阴阳,则亦具此气血。所以保全性命者,气与血也。血气者,乃人身之根本乎!"说明生命的根本在于气血。

唐容川在《血证论·阴阳水火气血论》中开篇即言:"人之一身,不外阴阳,而阴阳二字,即是水火,水火二字,即是气血,水即化气,火即化血。"可见,中医理论借阴阳这一哲学观念,来说明气血的关系及变化规律。

二、从气血新论看阴阳

气血新论认为,气表现为肌肉的功能,血相当于血循环。当肌肉功能失调时,影响血液循环,容易出现下列情况:

> 肌肉强,有力,血循环好:阳气足。
>
> 肌肉弱,无力,血循环差:阴气盛。

(1)心肌力量不足时,全身供血不足,可出现怕冷、乏力、脉搏迟缓无力等表现,表现为全身的阳虚证或阴证。

(2)当局部肌肉异常,常会影响穿行其中或旁边的血管,尤其是动脉,阻碍局部血循环,出现局部的阳虚现象,如:疲乏无力、怕冷等。

(3)当感染或免疫功能异常造成血液成分不良时,影响到相关肌组织,产生热量,表现为阳热证。

我们列举病例说明这些情况。

某患者,男,50岁,2018年6月21日初诊。

主诉:全身怕冷四五年。

现病史:患者四五年前受凉后出现全身怕冷,后背尤为显著,夏天不敢吹空调,进空调房需加穿很多衣服。自诉多次在医院体检均未见异常,曾服用中药但效果不佳(具体体检结果及药物不详)。

既往史:既往体健,否认颈椎病、心脑血管疾病史。

患肌检查:左侧胸大肌(+++),左侧肱二头肌(++)。

治疗:采用一次性使用浮针,在左小臂内侧、肘窝下方5cm处进针,针尖向上。进针后做扫散手法,配合肱二头肌和胸大肌的再灌注活动。治疗后患者怕冷症状消失。

2018年6月28日二诊:上次治疗后怕冷症状消失半小时,半小时后再次出现。患肌触查:左侧竖脊肌上段(+++),左侧胸大肌(++),常规消毒后,运用一次性浮针治疗,配合相关肌肉的再灌注活动,治疗后怕冷症状再次消失。

2018年7月10日三诊:怕冷症状消失持续一天多。患肌触查:右侧腹直肌上段(++++)。运用一次性浮针治疗,配合相关肌肉的再灌注活动。治疗后对着空调吹,患者未察觉冷风,怀疑空调没开冷风,怕冷症状消失。

2018年7月17日四诊:怕冷症状消失持续时间较长,已基本不怕进空调房。患肌处理:右侧腹直肌上段。电话随访,怕冷症状未再发。

该患者后背极度怕冷多年,曾被诊断为脾肾阳虚、寒湿阻络证,但口服中药效果不佳。从"肌肉与血液"这一新的气血理论角度思考,怕冷是因局部组织的营养或能量不足,而营养物质的供应是通过血液循环实现的,所以怕冷多是血液供应出了问题。该患者否认心血管疾病,故其血供差的原因应为肌肉挛缩,压迫血管,导致血流不畅,因而怕冷。使用浮针松解相关紧张肌肉,血供随之改善,即"气行则血行",故患者的怕冷症状亦随之消失。

除了适用于浮针临床,开方用药时也是如此。

让我们先来看一则方药医案:《吴佩衡医案》中的"下肢瘀血阻滞疼痛"。

杨某,男,32岁,昆明人,省建筑工程局工作。1959年10月以来,双下肢小腿部血管胀痛,皮色发青,双足冰冷,终日不能回温,稍多行走,则足软无力,胀痛难忍,步履维艰。昆明某医院诊断为"慢性血栓性静脉炎",治疗后疗效不显。该院医生建议手术治疗,病者不愿接受,因而改服中药。余视之,认为此系阳气内虚,寒湿凝滞下焦,阳不足以温煦筋脉,遂致寒凝血瘀,血脉不通而作痛。察其脉沉迟而涩,舌质瘀青,杂有瘀斑瘀点,主以温肾助阳、行瘀通络之法。方用:

附片80克 干姜30克 桂枝50克 北细辛10克 伸筋草10克 桃仁10克(捣) 红花8克 甘草8克

初服则胀痛更甚,再服觉痛麻兼作,疑之,遂来复诊。

余告之此乃阳药温化运行、行瘀通脉之效果,再服无妨。照原方去桃仁加羌活9克、白芷9克,连服二剂则疼痛渐除,双足回温。三诊,在原方基础上加减散寒除湿活络之剂调治之,数剂而愈。

从肌肉与血液角度看,该病例可能大腿或小腿局部存在患肌,因肌肉紧张压迫其下穿行的血管,导致血循环受阻,小腿部位供血不足,出现双足冰冷、终日不能回温等阴证,使用了附子、干姜、桂枝等温阳药,配合细辛、伸筋草、桃仁、红花等通络之品,能够改善血液供应,消除局部患肌。这些温阳药作用是改善血供,而浮针医学告诉我们,肌肉是其中间环节。也就是说,温阳药很有可能也是作用于肌肉,从而使得被肌肉挤压的血管不再受压,从而达到温暖局部的作用。理由:

(1)如果真的是都靠加温作用,服用温阳的中药后,不仅温暖原来冰冷的局部,还应该使得原来不冷的地方温度升高。

(2)附片、干姜等经常可以使衰弱怕冷的病人周身在一定时间内有温热感觉,但代谢后,温热感觉就没有了,可是,温阳药和通络药治疗冷症有更好的远期效果。

(3)现代研究表明,附片中的去甲乌药碱是附子强心的主要成分,正性肌力作用显著,干姜具有镇痛消炎、止泻、改善局部血液循环等作用,但没有实验证明附片或干姜可以使得正常人的体温升高,而强心、镇痛消炎、止泻、改善局部血液循环这些作用都可以通过调整肌肉的作用而取得。

因此,实际上,很可能是通过松解紧张僵硬无力的肌肉或增加衰弱肌肉(可以是心肌、平滑肌,也可以是骨骼肌)的肌力而达到温阳的作用。

可见,从"肌肉与血液"的角度看气血和阴阳,可将中医生理与病理表现具象化,临床治疗更具方向性。

第二节　气血与表里

一、表证概念存在争议

表证这个提法来源于《伤寒论》，是外感寒邪初期以恶寒为特征的临床证候。

有"表"就有"里"。"表"与"里"是相对的一种概念，是中医学用以辨别疾病病位和病势深浅的一对表达。在《伤寒论》中，并没有把浅表的病痛都称为表证，这个"表"不能仅仅理解为浅表或外层的意思，更应该理解为特定概念，要不然的话，就会陷入把一些感染性的皮肤病也当作表证的尴尬境地。

表证≠浅表的病症

《中医大辞典》对"表"的界定是："外表、表浅、轻微之意，与里相对而言。如人体的皮毛、肌腠、经络为外，属表。"内涵丰富的"表"到了"表证"则局限为"发热恶寒，头身疼痛，鼻塞流涕，喉痒咳嗽，咽痛"等症状。

因此，我们这样认为，表证就是外感初期的表现为非内脏性的一些症状和体征的集合，这样把表证理解为外感初期的一些临床症候群合理些。

虽然有各种各样的争议，但表证的临床表现，《伤寒论》写得清清楚楚，明明白白，而且这个理论已经引用两千年，没有争议。我们就从表证的临床表现入手，引入肌肉与血液的视角，重新解读，以期实现对表证概念的新认识。

二、从气血新论理解表证的症状

表证的临床表现为："发热恶寒并见，头身疼痛，鼻塞流涕，喉痒咳嗽，咽痛，舌苔薄白或薄黄，脉浮等。"从传统中医理论理解，由于六淫邪气侵袭，客于肌表，阻遏卫气的宣发，郁而发热。卫气被遏，失去温养肌肉的功能，肌表得不到正常的温煦，故见恶寒。邪气郁滞经络，气血流行不畅，致头痛、身痛。肺主皮毛，鼻为肺窍，邪从皮毛、口鼻入，肺系受邪，肺气失宣，故鼻塞流涕、喉痒咳嗽。邪未入里，故苔薄，正气抗邪于表，故脉浮。

从肌肉与血液的气血新论看，该如何理解表证的表现呢？基于现代基础医学知识，我们大胆分析一下。

在病毒、细菌等致热原的刺激下,体温调节中枢控制体温调定点上移,从体温调节中枢发出调温指令抵达产热器官和散热器官。

产热器官主要是肌肉,即骨骼肌,骨骼肌战栗产热增加,使得体温升高。出现战栗、寒战、发热等症状。这与中医理论里的"风寒外束,卫气抗邪,郁而发热""卫气失宣,卫阳郁遏,郁而发热"等论述相似。

散热减少,是通过交感神经兴奋,使微血管收缩(该收缩由血管平滑肌主导),皮肤血流量减少,出现发冷、恶寒、皮肤苍白等症状。这与中医里说的"卫阳被遏,失于温煦"等论述相似。

产热增多且散热减少,产热大于散热,体温因而上升。在此过程中,产热的器官是骨骼肌,散热减少有赖于皮肤血管平滑肌,可见,肌肉在这个过程中起到了重要的作用。

此外,产热时骨骼肌战栗,可能使肌肉劳累,变得紧张挛缩;皮肤血管紧张,影响表层血供;呼吸道存在炎性反应,炎症反应产物进入血液,血环境不良可能造成呼吸相关肌肉挛缩。这些过程或许会导致软组织出现缺血状态,引发肌肉酸痛、头痛、身体疼痛、咽喉痛等。与中医里说的"邪气郁滞经络,气血流行不畅"论述相似。

由此可见,中医表证里的论述的体表症状,主要以肌肉功能失调的表现为主,或者说多是肌肉 – 血液相关症状。

三、表证的中药治疗

中药治疗表证,须用解表药发汗解表。主要有辛温解表和辛凉解表药。解表药多辛散清扬,一般具有不同程度的发汗、解热、镇痛、抑菌、抗病毒及祛痰、镇咳、平喘、利尿等作用。但如果仔细观察这些解表药,它们除了以上功效外,大多都能对肌肉起作用。

如辛温解表的麻黄,挥发油有发汗、解热作用。此外,麻黄还能缓解支气管平滑肌痉挛、利尿、兴奋心脏、收缩血管、升高血压,即对肌肉有一定作用,可能对呼吸肌、平滑肌、心肌都有作用。

桂枝,除了有降温、解热、抑菌、抗病毒作用,还可以健胃、缓解胃肠道痉挛,还有利尿、强心、镇痛、止咳等作用。即对胃肠平滑肌、心肌、呼吸肌、骨骼肌起作用。

其他解表药大多都有治疗肌肉的效果,如紫苏促进胃肠蠕动、减少支气管分泌物、缓解支气管痉挛,这是对胃肠道和支气管平滑肌的作用。生姜对提高消化系统功能有一定作用,羌活有抗心律失常作用,细辛有强心、扩张血管、松弛平滑肌作用,薄荷油能抑制胃肠平滑肌收缩,葛根扩张冠状动脉血管和脑血管,菊花亦可扩张冠状动脉、提高心肌供氧量,防风、白芷等皆有镇痛作用。

四、解表方剂的作用与肌肉相关

中医认为,麻黄汤治疗伤寒表实证。"太阳病,头痛、发热、身疼、腰痛、骨节疼痛、恶风、无汗而喘者,麻黄汤主之。"喝了麻黄汤出汗之后,头、身的疼痛迅速缓解,可见对骨骼肌的放松十分迅速。此方还可以平喘,除了放松支气管平滑肌,想必对呼吸肌也存在很好的干预效果。

治疗表虚证的桂枝汤,桂枝与芍药配伍可以"解肌",治疗外感的头痛、恶寒等肌表症状。或许我们可粗略地理解为,桂枝改善肌肉血供,芍药"缓急止痛"松解患肌,二者配合可以改善患肌功能。从桂枝汤的许多变方中,可以印证这一推测。

如黄芪桂枝五物汤治疗血痹肌肤麻木不仁,这类麻木似乎是患肌所致,由于肌肉挛缩,压迫了血管,导致下游组织缺血。浮针临床治疗过不少手臂麻木、下肢麻木的患者,通过松解上游患肌常收佳效。黄芪增强肌肉功能,桂枝改善肌肉血供,芍药放松肌肉,诸药共同效果是改善患肌,患肌松解则血管压迫解除,让目标部位得到充分的血液,麻木感消除。

桂枝附子汤和桂枝加附子汤,在桂枝汤的基础上增加了附子,改善血供的效果加强,促进病变肌肉恢复。

当"项背强几几"时,表示项背部肌肉挛缩紧张,故加葛根来改善项背肌肉的病状。

"发汗过多,其人叉手自冒心,心下悸,欲得按者,桂枝甘草汤主之",由于发汗过多损伤了心脏功能,出现心悸时,以桂枝改善心肌功能,甘草(补气)增强心肌力量。

"太阳病,下之后,脉促胸满者,桂枝去芍药汤主之。"患肌功能还未改善,反而用泻法,胃肠道功能下降,全身肌肉功能随之受损,此时心肌的负担加重,或者胸部患肌显著,可去掉芍药,以桂枝、甘草振奋心胸部肌肉功能。

如果"腹中急痛""心中悸而烦",因伤寒而致虚弱,心肌或腹部肌肉功能下降,可用桂枝汤,加芍药增加松解患肌作用,加饴糖补充能量。"虚劳里急,悸,衄,腹中痛,梦失精,四肢酸疼,手足烦热,咽干口燥,小建中汤主之。"其中里急、腹中痛、四肢酸疼、心悸皆是肌肉功能失调表现,手足烦热、咽干口燥、衄等症状可能也与患肌相关,由于患肌阻碍血液循环,血液不能到达特定部位,则烦热咽干口燥,衄也可能与血管平滑肌功能失常有关。综合来看,该方对调整虚弱患者的全身肌肉功能有良好效果。

至于辛凉解表的银翘散,其中薄荷能兴奋中枢神经系统,使皮肤毛细血管扩张,促进汗腺分泌,增加散热;荆芥可增强皮肤血液循环,增加汗腺分泌。辛味药物在卫分证中使用,能改善体表肌肉皮肤的血液循环状态,促进体表肌肉及相关呼吸肌放松,改善了头痛、发热、恶寒、咳嗽等症状;放松的肌肉会促进血液微循环,将肺部炎症产生的代谢废物运送出去,改善局部缺氧及酸中毒;同时也将所需的抗炎物资运送至局部,促进炎症吸收消散和组织修复愈合。故温病在卫分时,往往可以一"汗"而愈。

可见,解表方或解表药不仅能解热发汗,还对肌肉起作用。这不由让我们怀疑,它们到底是在解热、发汗时顺便解"肌",还是通过改善患肌而达到"解表"的效果?在浮针临床上,我们发现,对于许多"表证",松解体表的肌肉,症状往往迅速缓解,与服用解表的中药效果相似,且十分迅速。医案如下:

浮针松解患肌治感冒表证[①]

[医案一]

杨某,男,9岁。

主诉:头痛、头晕、恶心欲吐1天。

现病史:患者突发热,体温38℃,全身无力,额头四肢冰冷,前发际和鼻唇沟泌冷汗,痛苦面容。

诊断:胃肠型感冒。

治疗:运用一次性使用浮针进行治疗。先予胫骨前肌、腹直肌多方位灌注,此时患者感觉恶心欲吐症状消失,头晕减轻,头痛尚未改善。继予双侧肩胛提肌、提肩仰头抗阻,头痛减轻,体温36.7℃。精神状态改善。

医嘱注意多喝热水休息。第二天没有出现症状。

[医案二]

王某,男,43岁。

---

① 由云南临沧云县黄载燕医师提供。

主诉：头痛、头晕、全身酸痛 5 天。

现病史：患者 5 天前出现头痛、头晕、全身酸痛，酸痛以颈肩背部为重，自行在家吃感冒药 4 天，具体药物不详，至今未见好转，颈肩背酸痛加重，左右摇头重痛感觉明显，不敢快速摇头，怕冷，体温 36.5℃。

诊断：感冒。

治疗：浮针治疗。先予双侧肱桡肌、双侧斜方肌多方位灌注。此时病人颈背部酸痛减轻，头部摇晃沉痛减轻。继治双侧竖脊肌、双侧颈夹肌。休息十分钟。自述全身轻松，稍有热感。

医嘱多喝水休息，注意防寒。第二天症状消失。

从本节的分析可以看出，中医的表证，主要以体表的肌肉功能失调表现为主，表证的中医治则以宣通卫表为主。《灵枢·本脏》："卫气者，所以温分肉，充皮肤，肥腠理，司关阖者也。"通过中药或者其他中医方法如浮针，可以放松紧张僵硬的肌肉，加快血液循环，调节汗腺分泌，提高非特异性细胞免疫。解表的中药多具有辛香之性，可达松肌肉、扩血管之功。大量的浮针临床实践证明，浮针可迅速改善表证的症状，如恶寒、头身疼痛、咳嗽等肌肉相关症状，随着肌肉症状的改善，发热等症也随之逐渐消退。基于这些临床实践，我们认为："表证"多由微生物感染，通过血循环，引发了肌肉相关病症。

第三节　气血与寒热

中医认为，与阴阳、表里一样，寒热也是辨别疾病性质的纲领。阴盛或阳虚表现为寒证；阳盛或阴虚表现为热证。

一、寒证

感受寒邪，侵犯肌表者为表寒，直中内脏则为里寒；寒邪偏盛者为实寒，阳气虚弱者为虚寒。

各类寒证的临床表现不尽一致，但多常见有：恶寒喜暖，面色㿠白，神疲乏力，肢冷蜷卧，口淡不渴，痰、涕清稀，小便清长，大便稀溏，舌淡苔白润滑，脉迟或紧等。

虽然寒证表现多种多样，但多以怕冷和脏腑功能低下为主。若从现代生理学角度分析，人体的供能须以血液为载体，血液不仅运送氧气及各种身体必需的物质,还为脏器、肌肉、皮肤带来"热量"。肌肉有了良好的血液供应,才能功能强大,功能强大的肌肉又能为血液循环提供充足的动力。

寒证的怕冷多以血液的供能不足为主;寒证的脏腑功能低下主要就是肌肉功能下降。

人体的热量来自肌肉和肝脏。平静时的热量来源主要来自肝脏,如长期卧床患者,其热量来源主要来自肝脏代谢。机体主要的热量来源是肌肉,通过肌肉运动产生热量。热量要敷布全身,有赖于肌肉和血流的共同作用。也就是说,热量的产生和运输都与肌肉紧密相关。

> 机体内产热最多的器官为骨骼肌和肝脏,其次是脑、心和肾。
>
> 肝脏是体内物质代谢最旺盛的器官,产热量不少,但因肝脏体积有限,所以产热的总量远不及骨骼肌。

因此,对于寒证,我们不能不重视肌肉和血管。

大致上我们可以这么去探寻哪里的肌肉为患:

> 简要地说,肌肉产热,血流送热。
>
> 对于寒证,当首重肌肉和血管。

(1)面色㿠白:头颈部的血供受到影响,多半是由于颈部的肌肉胸锁乳突肌、斜角肌等有了问题。

(2)肢冷蜷卧:心脏或主动脉附近的肌肉如胸大肌、腹直肌等出问题的可能性大。

(3)单侧下肢怕冷:同侧的小腹部肌肉或大腿的内收肌群为患的可能性大。

(4)双侧下肢怕冷:腹部肌肉如腹直肌、腹斜肌等为患的可能性大。

(5)小便清长,大便稀溏:泌尿系统平滑肌和消化道平滑肌受影响。

(6)舌淡苔白润滑:舌肌的供血下降,可能是颈部或心脏、主动脉等附近的肌肉如胸锁乳突肌、胸大肌、腹直肌等出现了问题。

(7)脉迟或紧:血管平滑肌收缩,或许还会影响到心肌。

综上,寒证表现中,必然会出现局部或全身的血供不足,伴有骨骼肌、血管平滑肌、内脏平滑肌或心肌等肌肉功能的下降。

再回头看看经典的描述。《素问·调经论》云:"血气者喜温而恶寒,寒则泣不能流,温则消而去之。"《素问·刺志论》:"气实者,热也;气虚者,寒也。"从肌肉与血液的角度去认识,似乎更加直观。当肌肉的功能正常,血液循环顺畅时,往往不会出现寒证。当出现寒证时,往往伴随血供不足,肌肉功能下降。

二、热证

热证多由感受热邪或机体自身阴虚阳亢而致,常有表热、里热,实热和虚热之分等。

各类热证的证候表现不一,但大多常见有:恶热喜冷,口渴喜冷饮,面红目赤,烦躁不宁,痰、涕黄稠,吐血衄血,小便短赤,大便干结,舌红苔黄而干燥,脉数等。

这些表现,从现代生理学上看,多为机体功能活动亢进,可由感染性疾病、消耗性疾病等引发。热证代表着全身或局部的炎症,出现大量炎症因子。炎症因子通过血液循环系统影响到肌肉,产生肌肉前病痛(由其他原因造成肌肉长时间紧张,从而引发的病痛),例如:慢性阑尾炎、痛风、慢性咽炎等,这些类型的热证中医治疗都有良好的效果,只是针灸或中医内科临床上要注意原发疾病。

三、寒热错杂证

寒热错杂证是指在同一病人身上同时出现寒证和热证,呈现寒热交错的现象,可分为表里上下的寒热错杂。包括上寒下热、上热下寒、里寒外热、里热外寒等四类。

(1)上寒下热:患者在同一时间内,上部表现为寒,下部表现为热。例如,胃脘冷痛,呕吐清涎,同时又兼见尿频、尿痛、小便短赤,此为寒在胃而热在膀胱之证候。

(2)上热下寒:同一时间内,上部表现为热、下部表现为寒的证候。例如患者胸中有热,肠中有寒,既见胸中烦热、咽痛口干的上热证,又见腹痛喜暖、大便稀溏的下寒证。

(3)表寒里热:患者表里同病,寒在表热在里的一种证候。常见于本有内热,又外感风寒,或外邪传里化热而表寒未解的病证。例如恶寒发热,无汗头痛身痛,气喘、烦躁、口渴,脉浮紧,即是寒在表而热在里的证候。

(4)里寒表热:患者表里同病,表有热里有寒的一种证候。常见于素有里寒而复感风热;或表热证未解,误下以致脾胃阳气损伤的病证。如平素脾胃虚寒,又感风热,临床上既能见到发热、头痛、咳嗽、咽喉肿痛的表热证,又可见到大便溏泄、小便清长、四肢不温的里寒证。

以上寒热错杂证,基本都存在"患肌"和局部血液循环障碍。由于局部肌肉挛缩紧张,引起血液循环障碍,导致局部代谢废物无法顺畅排除,可能诱发局部的热证。但由于肌肉紧张,血流不畅,在局部的热证之外,还可能出现血供不足的寒证,造成寒证和热证并存的局面。

以"上寒下热"证为例。某患者腹部肌肉挛缩紧张,由于肌肉压迫血管,血液循环不畅,容易引发感染,产生膀胱部位的炎症;腹部肌肉紧张,还会导致胃部血供下降,出现胃部怕凉、胃脘冷痛的症状。胃部的寒和膀胱部的热,都是因为血液循环不畅,而循环不畅又是由于腹部肌肉紧张。这种情况就会造成寒热并存。

综上所述,"寒热"表达气血异变的性质。寒证和热证的诸多表现,都要落脚于气血——即肌肉和血液——来实现。借助肌肉和血液,观察寒证和热证,让我们在获得启示的同时,能够更好地解决临床问题。

第四节 气血与虚实

与阴阳、表里、寒热一样,虚实也是中医辨证的两个纲领。虚指正气不足;实指邪气盛实。虚证反映人体正气虚弱而邪气也不太盛。实证反映邪气太盛,而正气尚未虚衰,邪正相争剧烈。

一、虚证

虚证是对人体正气虚弱各种临床表现的病理概括。在中医理论中,虚证的分类很多,各种表现并不一致。常表现为:面色淡白或萎黄,精神萎靡,神疲乏力,心悸气短,形寒肢冷,自汗,大便滑脱,小便失禁,舌淡,脉虚无力。

从肌肉血液视角去看,虚证突出的是肌肉功能下降。以气虚为例,多表现为:气短懒言,神疲乏力,头晕目眩,自汗,活动时诸症加剧,舌淡苔白,脉虚无力。

气短:为呼吸肌功能下降。

懒言:语言发声依靠各类肌肉协作,肌肉力量下降则不爱说话。

神疲、头晕目眩:大脑供血不足,多因肌肉无力泵血入脑,或患肌阻碍大脑血供。

乏力:骨骼肌无力。

自汗:肌肉功能失调可以导致自汗。

动则加剧:运动后肌肉劳累,更加无力。

舌淡:舌体缺血。

脉虚无力:血管平滑肌或心肌的力量下降。

综上可见,气虚证的症状,表现为肌肉功能的下降为主,气虚相当于肌力下降。

虚证,气虚和血虚是基础;阳虚、阴虚都是在气虚、血虚的基础上合并相应出现的症状。阳虚是气虚 + 寒,阴虚是血虚 + 热。各类虚证,都以气血的亏虚为底色(图 3-4-1)。

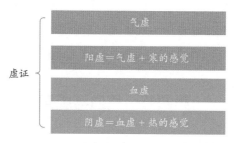

图 3-4-1　虚证的基础:气虚和血虚

二、实证

实证是对人体感受外邪或体内病理产物堆积而产生的各种临床表现的病理概括。由于病因不同,实证的表现也很不统一,而常见的表现为:发热,腹胀痛拒按,胸闷,烦躁,呼吸气粗,痰涎壅盛,大便秘结,或下利,里急后重,小便不利,淋沥涩痛,脉实有力,舌质苍老,舌苔厚腻。

以上实证均表现为邪气过盛,正气与之抗争。从肌肉和血液视角,可理解为病程不长,肌肉功能尚可,或局部存在患肌,加之血环境不良等。

以实热证为例,其表现为:壮热喜凉,口渴饮冷,面红目赤,烦躁或神错谵语,腹胀满痛拒按,大便秘结,小便短赤,舌红苔黄而干,脉洪滑数实。这种实证主要有两种病因,一为外邪入侵,多为微生物感染,毒素影响肌肉;二为情绪剧烈波动,体内激素分泌增加,代谢旺盛,代谢产物集聚,影响肌肉和血液。大凡实证,治疗时请聚焦病因,辅以处理影响到肌肉的一些并发症。可能是由于血液成分变化导致血管扩张,如身体发热、口渴、面红目赤等。腹满胀痛拒按等症状,不仅代表腹中大便不通,还表示腹部有患肌,甚至肠梗阻炎症渗出波及腹膜,导致明显肌紧张、压痛、反跳痛,这个要注意明确诊断,不要耽误病情。

从气血新论来认识虚证和实证,笼统地说,虚证即气血虚,可以约等于肌肉功能弱,血液供应不足;实证为病理产物堆积,即血液循环差、肌肉功能失调,可影响肌肉,导致并发症,从而出现一系列实证的状态。

从上面四节的分析中,我们可以得出一个结论,阴阳、表里、寒热、虚实这个八纲辨证的四个辨证方法实际上都围绕气血展开。

很多教材都把阴阳作为八纲的总纲,但《灵枢·阴阳系日月》说:"阴阳者,有名而无形。"虽然阴阳比表里、寒热、虚实涵盖的范围大,但还是与其他辨证方法一样,都是用以说明气血的状态和变化规律。八纲,真正的核心是:气血。(图3-4-2)

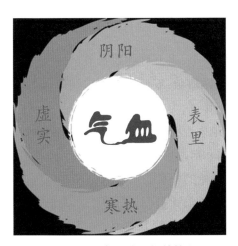

图3-4-2　气血为八纲的核心

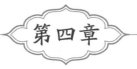

气血与五行、脏腑辨证

第一节 五行学说

五行学说是中国古代哲学中的重要思想，与阴阳学说、精气学说等共同构成了中国传统文化的思维模式。研究中国哲学的前贤们指出，五行是中国人的思想律[①]，遍见于中国古代及中古的一切科学和原始科学领域[②]，拥有作为中国文化框架的特殊地位[③]。

一、五行

五行，即：木、火、土、金、水五种物质及其运动变化。《尚书·洪范》曰："一曰水，二曰火，三曰木，四曰金，五曰土。水曰润下，火曰炎上，木曰曲直，金曰从革，土爰稼穑。润下作咸，炎上作苦，曲直作酸，从革作辛，稼穑作甘。"中国古代哲学家用五行理论来说明世界万物及其相互关系。五行强调的是整体概念，描绘了事物的结构和运动形式。如果说阴阳是一种古代的对立统一学说；五行则可以说是一种原始的朴素的系统论。

五行学说的产生及其演化过程十分复杂。关于五行的起源可以找到许多观点，有五数说、五材说、五方说、五季说、五星说、五工说等。其中，具有代表性的是五材说、五时说、五方说等，而后又延伸出了五德说、五气说等。关于五行之间的生克关系，董仲舒在《春秋繁露》中总结为："五行者，五官也，比相生

---

① 顾颉刚.古史辨 [M].上海：上海古籍出版社，1982：404.

② 李约瑟.中国科学技术史：科学思想史 [M].北京：科学出版社，1990：254.

③ 庞朴.当代学者自选文库：庞朴卷 [M].合肥：安徽教育出版社，1999：238.

而间相胜也。"即按照木火土金水的顺序,五行相生为水生木,木生火,火生土,土生金,金生水。五行相克为木胜土,土胜水,水胜火,火胜金,金胜木。至此五行生克之说基本成型。

在早期的文献中,五行还未和阴阳、气等哲学概念相联系。随着五行概念的抽象化,五行与阴阳逐渐会师。五行与阴阳、气等哲学概念合流,构成气–阴阳–五行的哲学概念,此种哲学范式被用以解释万事万物发生发展的运动规律及其相互之间的联系。

二、五行学说进入中医学体系

学习中医学的人都知道阴阳学说和五行学说,久而久之、习以为常,以至于很多人都认为:五行是我们中医学独特的观念。其实并不是这样。五行是古代医学界拿来的,中医学吸纳了五行学说的内容,借助五行构筑了中医学理论。

> 用五行学说解释中医,是因为古代医者奉行"拿来主义"。

为什么这么说?

(1)五行学说并非中医独有。五行学说在先秦诸子的思想学说中比比皆是。在先秦时期,"几乎很少有哪个思想家不谈五行,所差别的,只是分量的多寡和方面的不同而已。两汉时期,这种情况更加突出"[①]。当时具有代表性的先秦诸子,如儒家、道家、墨家、兵家、名家等皆深受五行思想的影响。五行学说在进入中医学之前,就已经形成完备的体系了。经过历代哲学家、思想家的发展,在先秦时期,就已经形成了完备的五行结构图式,且形成了五行相生、相克的生克理论,这和今天我们在中医学中看到的五行并无二致。

(2)五行学说是当时的主流文化,必然深刻影响中医学。中医学的理论成型于《黄帝内经》时期,在那个时代,五行学说是主流文化,那个时代的政治、经济、伦理、建筑、音乐、农业、天文等各领域都从五行学说中吸收了营养,用以构筑自身理论体系。成型于彼时的中医学,难以避免地会深受其影响,吸纳五行思想,来指导医学认识和医疗实践。

(3)进入医学体系初期,五行在与五脏配属时,曾出现过不同的观点。章太炎指出:今文《尚书》与古文《尚书》在五脏配五行上存在不同,古《尚书》的

---

① 庞朴.沉思集[M].上海:上海人民出版社,1982:219–225.

配法是"脾木也,肺火也,心土也,肝金也"。

《史记·扁鹊仓公列传》中也有:"其脉法奇咳言曰'藏气相反者死'。切之,得肾反肺,法曰'三岁死'也。"其中"肾反肺"之说,按照现在五行体系解释不通,我们常认为肾属水,肺属金,二者金水相生,与之不符。从以上史料中可以看出,五行与脏腑的配属关系,有一个逐渐融合、统一的过程,直到《内经》中才实现了规范化,并一直流传下来。

综上,可以得出清晰的结论,中医学在构建自身理论过程中,吸纳了五行学说,以完善自身的理论架构。早期的中医学具体是什么样子现已难考证,但自从引入五行学说和阴阳学说以后,中医学才完成了自身的理论构建,在《黄帝内经》时代形成了一套完整的阴阳五行、脏腑气血的理论体系。这套体系一直沿用到了今天,历代医家虽多有发挥,但五行学说在中医体系中的作用依然不可或缺。

三、五行学说之"外"的中医学说

客观地说,在医学临床实践中,并非所有情况都可以用五行学说来解释。被誉为方书之祖的《伤寒杂病论》,并未把五行作为主要说理工具。

在《伤寒杂病论》中,固然出现过五行学说的影子,但仅见少量几处。

在《伤寒论·平脉法》中有:"脉有相乘,有纵、有横、有逆、有顺,何谓也?师曰:水行乘火,金行乘木,名曰纵;火行乘水,木行乘金,名曰横;水行乘金,火行乘木,名曰逆;金行乘水,木行乘火,名曰顺也。"又有:"肝者木也……二月肝用事,肝属木,脉应濡弱,反得毛浮脉者,是肺脉也。肺属金,金来克木,故知至秋死。他皆仿此。"

在《金匮要略·脏腑经络先后病脉证第一》中有:"夫治未病者,见肝之病,知肝传脾,当先实脾,四季脾王不受邪,即勿补之。"

但是,综观《伤寒杂病论》全文,五行学说并非其主要的说理工具。《伤寒论》以六经辨证为体系,《金匮要略》以脏腑辨证为主。张仲景在继承了前人的基础上大胆创新,为我们提供了一种独特的医学思维模式:在五行哲学概念以外,还可以以另外一种直观的方式,去归纳生理病理现象并指导临床实践。

温病学派的卫气营血辨证和三焦辨证,也未落五行窠臼。

叶天士、吴鞠通等温病学家,在继承阴阳五行学说的基础上,进一步提出了卫气营血辨证和三焦辨证体系。从叶天士、吴鞠通本人的医案中可以看出,他们对阴阳五行这套工具掌握十分熟练。在《温病条辨》中，吴鞠通也多次引用五行来说理，如在"上焦篇"中有"此金胜克木也，木病与金病并见，表里齐病"等。

但是，卫气营血辨证和三焦辨证，本身并未拘泥五行之说。卫气营血辨证以卫、气、营、血为纲，将外感温病由浅入深或由轻而重的病理过程分为卫分、气分、营分、血分四个阶段；三焦辨证以上焦、中焦、下焦为纲，将疾病分为上焦病症、中焦病症和下焦病症。二者是对温病过程中的各种临床表现进行综合分析和概括，以区分病程阶段，辨别病变部位，归纳证候类型，判断病机本质，决定治疗原则，并推测预后转归。卫气营血辨证反映由表入里的发展过程，而三焦辨证则体现了温病从上而下的传变规律。

卫气营血辨证和三焦辨证配合，使得温病辨证自成一个理论体系，在五行学说之外别开生面，提供了另一种临床思维模式，使得中医学的理论不断创新、发展、完善。

通过本节的分析，我们知道，五行是一种哲学概念，被引入中医体系后，成为医学的说理工具，用于阐释人体的生理病理规律。但中医学中的说理工具着实不少，比如，仅仅在中医辨证体系中，就有许多种辨证方法，如八纲辨证、六经辨证、脏腑辨证、卫气营血辨证、三焦辨证、气血津液辨证等。

这些辨证方式中，五行学说与脏腑辨证关联密切，在脏腑辨证时，固然可以引用五行学说来指导。但其他的辨证方式，却不是必须考虑五行学说的。比如八纲辨证用阴阳、表里、寒热、虚实来说明疾病；六经辨证以太阳、阳明、少阳、太阴、少阴、厥阴来说明病位和病势。在这些辨证方法中，引入五行学说，反而有削足适履的可能。

历史上曾有不少大家提出废止五行学说，如章太炎、章次公等；或提出要合理继承五行学说内核，改为五脏相关学说，如邓铁涛等。

不可否认，五行学说让中医学实现了理论体系的建构，成为一个自圆其说的理论体系，从而能够流传两千年依然血肉丰满，没有零落在历史的尘埃中。

但假如我们大胆设想一下，暂时放下五行这一哲学思想，中医学还会剩下什么呢？

当我们把哲学的归哲学，把文学的归文学，剩下的也许就是医学的精粹。

剩下了什么呢？脏腑、躯壳、气血！

人体不过是由脏腑、躯体架构而成。

总之,绕不开"气血"!

第二节　气血新论与五脏

前文已述,中医学吸纳了五行这一哲学观念,用以阐释人体脏腑功能变化。五行学说进入中医学以后,与脏腑学说结合,发展出了五行指导下的藏象学说。

一、抽象化的五脏

中医藏象学说,是通过外在的征象来推测和解释体内的脏腑组织器官的功能状态。

"五脏",不仅仅指形态结构的脏器,更指具有相关功能的生理病理学系统,是抽象化了的五脏。

> 藏象来源于五脏,以五脏为中心。藏象是对五脏的抽象化和功能化。五脏是形而下的,藏象是形而上的。

为什么要将具体的脏腑抽象为五脏或五行呢?

一方面,人体就像一个黑箱子。古人几乎没有检测体内器官的手段,也不可能像今天有众多的检测方法,此外,也许还受到"身体发肤,受之父母,不敢毁伤,孝之始也"(《孝经·开宗明义章》)等传统思想观念的影响,那时的人们很少解剖。因此,古人只能通过外在的表现来推测人体这个黑箱子内部的状态。这种不能检测内脏的无奈,在一定程度上反而让古人对外在的变化有细致入微的观察,观察到现代医学忽略的东西,建立现代医学想象不到的整体观。真是失之东隅,收之桑榆。

> 对内检测的无可奈何,强化了司外揣内的能力,衍生出西方人不能理解的而又行之有效的气血观、整体观。

另一方面,人体是一个整体,许多病变都不是局限性的。比如,心脏的疾病,可能牵连到多部位,表现为多样化的症状:不仅会出现心脏搏动的异常,还会有心前区的疼痛,脉搏、面色也会随之变化。将这些症状联系起来,就构成了"心主血脉"的理论要素。此外,有些心脏疾病,还会伴随精神的改变,人的面色、眼神、言语、应答、肢体活动姿态等都可能出现异常,进而归纳出了"心主神明"的理论。正如古人所说:"有血肉之心,形如未开莲花,居肺下肝上是也。有神明之心……主宰万事万物,虚灵不昧是也。"(《医学入门·脏腑》)所以,五脏被抽象化为五行,进而与五体、五音联系了起来,构建起一套内而脏腑、外而躯体官窍的五行藏象体系。

二、五脏皆以气血为核心

无论是五行,还是藏象,抽象的概念落实到具象的人体,都离不开气血这一内核。五行是对五脏之气血运动变化的哲学解释和运用,脏虽分为五,然皆可以气血一以贯之。具象化的藏象系统,实则勾勒出气血生成、气化以及转输的全过程。五脏体系可以看作"气血"种类、运化规律的细分。下面分别叙述。

(一)脾

脾,位于中焦,在左膈之下,形如镰刀。《素问·太阴阳明论》称"脾与胃以膜相连"。其功能:主运化,为气血生化之源,主统血、主升清、主肉。

1. **脾主运化**　运,即转运输送;化,即消化吸收。指脾有消化饮食、吸收水谷精微并将其传输至全身的功能。

(1)运化水谷:"脾为气血生化之源""脾为后天之本"等表述,都是指脾胃的消化吸收功能。从生理学角度思考这些功能,多是指向消化系统。浮针临床发现,胃肠道的病变,当我们改变邻近的患肌时,可获即刻良效,因为肌肉是胃肠道主要组织成分;可以这样说,运化功能好,才能为化生精、气、血、津液提供足够的养料,使脏腑经络、四肢百骸以及筋肉皮毛等组织得到充分的营养而发挥正常的生理功能。也就是说,运化水谷约等于胃肠道的平滑肌以及附近的骨骼肌功能。

在中医学理论中,当脾不能运化水谷,即脾失健运时,消化吸收功能就会失常,出现腹胀、便溏、食欲不振、倦怠、消瘦等病理变化,这些病症都与相关肌肉的功能状态紧密相关。

(2)运化水湿:脾对水液进行吸收和转输,是人体水液代谢的一个重要环节,又称为运化水湿。脾居中焦,为水液升降输布的枢纽,上布肺,下输肾,肺、脾、肾三脏配合完成水液的代谢。脾喜燥恶湿,当脾不能正常运化水液,还会导致水液的停留,出现湿、痰、饮等病理产物,甚者引发水肿。"诸湿肿满,皆属于脾"(《素问·至真要大论》),即湿邪困脾,或脾虚湿盛。临床治疗此类病证,一般采用健脾燥湿或健脾利水之法。

运化水湿的功能,用基础医学的语言来说,大概这么理解:

一方面,肌肉的收缩是**淋巴液**回流的重要动力。淋巴管的管壁中有平滑肌,淋巴管壁平滑肌的收缩活动和瓣膜共同构成"淋巴管泵",能推动淋巴流动。淋巴管周围组织对淋巴管的压迫也能推动淋巴流动,例如肌肉收缩、相邻动脉的搏动,以及外部物体对身体组织的压迫和按摩,等等。

> 淋巴回流的主要动力:肌肉的收缩。

另一方面,组织液回流因为**静脉**受压会引发水肿。淋巴回流受阻时,组织间隙内组织液积聚,可导致组织水肿。静脉回流受阻时,毛细血管压力升高,组织液生成也会增加。从浮针医学角度观察,痰湿证或不明原因水肿,有时是由于肌肉的失调导致的。当肌肉功能失调,处于紧张状态时,不仅会影响动脉血液供应,也会影响静脉血液的回流,淤积的淋巴液就有可能引发局限性的水肿。

2. 脾主肉 脾胃为气血生化之源,人体的肌肉、四肢都需要脾所运化的水谷精微来营养滋润,才能使肌肉发达,丰满健硕,四肢强劲有力。若脾主运化的功能失常,水谷精微及津液的生成和转输障碍,四肢、肌肉失其滋养,则肌肉松软、瘦削、无力。

我们在浮针的治疗过程中,对一些肌肉营养不良,或者经过反复治疗患肌恢复不佳的患者,这时可以转变一下视角,运用整体观念去分析问题,吸收中医说的"久病传脾""久病不治,求治于脾"等,也许就会有惊喜。找一下脾胃相关的患肌,比如腹直肌、股四头肌、腹内外斜肌等,也许把脾胃的患肌解决了,患者就会逐渐康复。

3. 脾主统血 统,即统摄、控制。脾具有统摄血液,使之在经脉中运行而不溢于脉外的功能。脾主统血的作用是通过气摄血来实现的,正如《金匮要略编注·下血》所说:"五脏六腑之血,全赖脾气统摄。"若脾气虚弱,运化无力,化生无源,脾气固摄血液功能减弱,则可使血逸出脉外而见各种出血病证。

现代医学关于生理性止血的描述,第一步是破溃处的血管收缩,随后才是血小板和凝血因子的激活,导致局部血液凝固。第一步的血管收缩,即受损血管局部和附近的小血管收缩,使局部血流减少。血管的收缩是肌源性的,其动力来源是肌肉。

看到这里就能更好理解"脾主统血"表达的内涵了:当脾气亏虚时,全身的肌肉无力,血管平滑肌无力收缩,生理性止血的第一步就被削弱了。

4. 脾主升清　清,指水谷精微等营养物质。指脾将水谷精微等营养物质,吸收并上输于心、肺、头目,再通过心肺的作用化生气血,以营养全身,并维持人体内脏位置相对恒定的作用。

如脾不升清,则可出现神疲乏力、眩晕、泄泻等症状,即吸收能力下降,导致头面部供养不足,与脾主运化较为相似。

脾气下陷则会出现久泄、脱肛,甚至内脏下垂,如胃下垂、肛门脱垂、子宫脱垂等。腹腔的脏器被腹膜结构包裹,被网膜、系膜、韧带、肌肉等固定。这些结构中,具有自主运动能力、能主动收缩的只有肌肉,如内脏平滑肌、腹肌、盆底肌等。脏器下垂往往伴随相关肌肉的功能失调,如胃下垂可能伴随腹直肌的挛缩,肛门脱垂伴随腹直肌、盆底肌紧张。临床上放松相关肌肉,脏器下垂的症状往往迅速缓解。

（二）肝

肝位于膈下,腹腔之右上方,右胁之内。主疏泄,主藏血。在体合筋,开窍于目。

1. 肝主疏泄　疏,即疏通;泄,即发泄、升发。肝主疏泄的功能反映了肝气主升、主动、主散的生理特性;主要包括调畅气机、推动津血运行、促进脾胃运化、调畅情志、促进月经和排精等功能。

肝主疏泄的功能减退,疏泄不及,则会出现肝气郁结的表现:胸胁胀满、乳房胀痛,少腹胀痛,局部癥积肿块、水肿、梅核气,嗳气、纳呆、腹泻,情绪抑郁,月经不调等。

肝主疏泄功能太过,则会出现:头晕头胀、面红目赤、失眠,吐血、衄血、崩漏等病症。

以上肝主疏泄功能失常而反映的病症,从现代医学上看,是属于多个功能系统的疾病。那么不禁让人产生疑问,现代医学的肝脏,是人体消化系统中最大的消化腺,也是新陈代谢的重要器官,中医的"肝"到底是什么呢？我们来分析分析:

> 古人早就认识到:情绪和肌肉的状态紧密相连。

中医认为肝主筋,肝又主调畅情志,就把筋和情绪联系起来,都归纳到肝的系统里。筋（可以认为是肌肉、肌腱、韧带等）和情绪有什么关联？他们不是一家人呐！情绪不是脑子的问题吗？怎么会跟"筋"搭上边,都归在"肝"的功能里?

这确实是个很有趣的话题,在现代的我们看起来风马牛不相及的东西在古人看起来居然是一家,这个家的名字叫"肝"。我们以前实在没有明白究竟是咋回事,学习时只能死记硬背,时间长了,也就不再好奇,以为理所当然。

是浮针让我们有了重新的认识。在临床上,经常看到原本来治疗颈椎病、腰椎病的人因为浮针的立即起效,让他们原来糟糕的情绪豁然开朗。一开始我们还以为是因为疼痛的减除改善了情绪。后来发现治疗一些无疼痛表现的疾病,如失眠、便秘、更年期综合征时,也能发现患者情绪的立即改善。与疼痛一样,这些病症也都与患肌紧密相关。浮针治疗患肌后,不仅仅相关的症状改善,病人的情绪也大为改观。这种情况一再发生,我们开始思索两者的关联性。下面的这些日常现象更加坚定了我们对肌肉和情绪相关联的认识:

（1）长期情绪不好的人,肌肉往往存在患肌。

（2）肌肉功能发达的人,如运动员,大多性格开朗,很少有情绪方面的问题。

（3）人们在疲劳（肌肉过度使用）的情况下,情绪变差;反之,休息得好,情绪就好。

刚发现这个规律时,我们很开心,有点得意,一对照"肝"的功能,才倒吸一口凉气:我们现在才发现的肌肉和情绪的关系,古人老早就总结出来了。

2.**肝主藏血**　肝具有贮藏血液和调节血量及防止出血的功能。该理论渊源于《素问·五脏生成论》之"故人卧血归于肝"。肝藏血的功能与上文把"筋"和情绪归为一家的主疏泄的功能一样,让我们难以理解;不过,当我们仔细分析病理状况时,就豁然开朗了。

当肝藏血功能失常时,什么表现? 血不养目则目干涩、昏花或夜盲;血不养筋则筋脉拘急,肢体麻木,屈伸不利;血海不足,女子可见月经量少、闭经;如果肝不藏血还会出现月经量多或崩漏。

> "肝主藏血"是"肝主疏泄"的临床推理。

这上面描述的病症,眼睛干涩、视物昏花、肢体麻木、月经量少、崩漏等,不都是浮针临床的适应证吗? 浮针治疗的都是患肌啊。这样一联想,才知道,实际上,古人是在"肝主筋""肝主疏泄"的基础上,从临床的结果反推出来的"肝主藏血"。

也就是说,因为"肝主疏泄",所以"肝主藏血"。

经过上面的分析,我们知道了,肝的主要功能就是一个:"肝主筋"(肌肉或其附属结构),其他的功能都是该功能的延伸。

关于肝的功能,还有一些常常提到的描述:

(1)肝与脾胃的关系,主要表现在消化吸收和血液调控两个方面。在病理状态下出现所谓"木克土",肝木常常克犯脾土。临床上我们观察到,情绪不佳的人,常常长时间不活动,影响到肌肉的收缩和舒张的健康交替,造成颈项部肌肉、腹内外斜肌、肋间肌、腹直肌、竖脊肌等紧张僵硬,继而影响到胃的消化功能,造成胃口变差,甚或上腹部疼痛的情况。

(2)乳腺小叶增生,中医常归为肝气郁结,而且,治疗时用一些青皮、橘皮、香附、柴胡等疏肝的药确有效果,这是什么原因? 因为情绪不好也会影响到胸大肌、胸小肌等肌肉,使得这些肌肉的弹性下降,附着在这些肌肉上的乳腺因为缺乏弹性,受自身重量的牵拉,造成乳腺小叶缺血,继而增生。我们在临床上一般不去治疗乳腺,只需要把出现患肌的胸大肌、胸小肌的状态改善,乳腺增生引发的疼痛可立即消失,增生部位也会因此松软。

总结一下。肝主疏泄的病症表现纷繁复杂,若从气血新论解读,我们认为多与肌肉相关,嫌疑肌多半如下:

胸胁胀满、乳房胀痛:胸大肌、膈肌、前锯肌、肱二头肌、腹直肌等;

腹胀、嗳气、纳呆、腹泻、口苦:腹斜肌、腹直肌、膈肌、胸锁乳突肌、竖脊肌、背阔肌等;

头晕目眩:胸锁乳突肌、斜角肌、胸大肌、斜方肌等;

咽中物阻(梅核气):胸锁乳突肌、二腹肌等;

失眠抑郁:膈肌、腹直肌、腹斜肌、竖脊肌、胸锁乳突肌、枕下肌群等;

少腹疼痛:腹斜肌、腹直肌、股内收肌群等;

月经不调、遗精早泄:腹斜肌、腹直肌、股内收肌群、腰方肌等。

(三)心

心位于胸腔之内,膈膜之上,两肺之间,脊柱之前,形似倒垂未开之莲花,外有心包护卫。主血脉,藏神志,为五脏六腑之大主。

1.心主血脉　心有主管血脉和推动血液循行于脉中,周流全身,输送营养和滋润的作用,包括主血和主脉两个方面。该功能与现代医学中的心脏和血循环系统相近,血液循环的动力来自肌肉,心肌的搏动和血管平滑肌的收缩推动血液的运行,类似于中医里说的"气能行血""气为血之帅"等。有了血液的滋养,肌肉才有做功的动力,相当于"血能载气"。由此可见,《素问·痿论》所说的"心主身之血脉"和《素问·六节藏象论》所说的"心者……其充在血脉",是针对心脏、脉管和血液构成的一个相对独立的系统而言。

2. 心主神志 又称心主神明或心藏神。神有广义和狭义的区别:广义的神指人体生命活动的外在表现,如人体的形象、面色、眼神、语言、肢体动作等,常被称之为"神气";《素问·移精变气论》曰"得神者昌,失神者亡",是生命活动的外在反映。狭义的神,是指人的精神、意识、思维活动,《灵枢·邪客》:"心者,五脏六腑之大主也,精神之所舍也。"《素问·灵兰秘典论》称:"心者,君主之官,神明出焉。"

无论是广义的神气,还是狭义的神志,都与心主血脉的功能密切相关。从现代生理学角度分析,这也不难理解:

大脑得到了充足的血供,才能神志清晰、思维敏捷,如果血供不足则神志不宁、失眠健忘、精神萎靡,甚则昏迷不省人事。

皮肤血供充沛,面色会红黄隐隐,气色明润。

眼睛供血充足,能视物清晰,眼肌得到充足的血供,才能够运转灵活。

语言流利,一方面需要大脑思维正常,另一方面发音的肌肉群也须得到充足的血供。

肢体动作灵活,也是代表相关的骨骼肌正常,即血供充足。

因此,实际上"心主血脉"是根本,"心主神志"是衍生品。

(四)肺

肺,位于胸腔,居横膈之上,分为左肺、右肺;气管、支气管、咽喉、鼻共同构成肺系,与肺相连。主气、司呼吸;肺朝百脉,主行水,主宣发和肃降。从中医对肺的功能描述中可以看出,肺既包含解剖学上的肺脏,也包括呼吸肌的相关功能,此外还有通调水道的功能。

1. 解剖学上的肺脏 肺主气包含两个方面,主呼吸之气和一身之气,其中肺主一身之气,又包括参与气的生成和调节气机。主呼吸之气和参与全身之气的生成,都很好理解,相当于解剖学意义上的肺脏,肺脏的呼吸功能,为全身供氧。

肺朝百脉,是指全身的血液通过百脉汇聚于肺,经肺的呼吸,进行体内外清浊之气的交换,再将富含清气的血液通过百脉输送至全身。浮针医学的理解是因为呼吸需要大量的呼吸肌去参与,而这些呼吸肌的收缩对血管中血液的流动至关重要。

总长度可绕地球两圈的人体血管中血液的流动,单纯靠心脏的动力是不可想象的。血流动力必须由肌肉收缩、舒张的交替活动去提供,尤其是呼吸肌的活动,所以,即使是植物人,依旧可以在很长一段时间内可以存活。也就是说,肺的呼吸功能,也极大地给血循环提供了动力。

2. 呼吸肌的功能 肺还有调节气机,主宣发和肃降的作用。其内涵多与呼吸相关的肌肉有关。

肺泡本身不具有主动张缩的能力,在呼吸运动中肺的张缩由胸廓的扩大和缩小引起,而胸廓的扩大与缩小又依赖于呼吸肌。使胸廓扩大产生吸气动作的肌肉为吸气肌,主要有膈肌和肋间外肌;使胸廓缩小产生呼气动作的是呼气肌,主要有肋间内肌和腹壁肌。此外,还有一些辅助呼吸肌,如斜角肌、胸锁乳突肌和胸背部的其他肌肉等,这些肌肉只在用力呼吸时才参与呼吸运动。

在中医里,咳嗽常被归类为肺气不降、肺气失宣等。肺的宣发肃降是相反相成的矛盾运动,我们在临床观察到,许多慢性咳嗽都伴随呼吸肌的紧张,通过放松呼吸肌常常能迅速缓解咳嗽症状。结合临床观察,我们不禁思考,这时"肺气"所指代的是不是呼吸肌? 从呼吸肌的角度去解读肺的宣发和肃降功能、调节气机的功能和"诸气膹郁,皆属于肺"等论述,可以直观地理解肺的部分内涵。

3. 通调水道 肺主通调水道,肺为水之上源,肺气肃降则能通调水道,使水液代谢产物下输膀胱。呼吸肌分布广泛,为数众多,几乎可以说,所有的躯干部的肌肉都与呼吸相关,因此,呼吸肌影响巨大,由此也对血流运行起着至关重要的作用,尤其是在静息状态下。呼吸肌的巨大作用,古人总结得实在传神:"肺朝百脉。"因为肺朝百脉,推动血流运行,泌尿系的功能更能正常发挥。

因此,主气、司呼吸是肺的主要功能,由这个功能导致这些次要功能:肺朝百脉、主行水、主宣发和肃降、通调水道等。这个主要功能和这些次要功能都必须有呼吸肌的正常参与。

（五）肾

肾,位于腰部,脊柱两旁,左右各一。《素问·脉要精微论》称"腰者,肾之府"。中医学中的"肾"涵义很广,既包括解剖学上的肾脏,又包含生殖系统部分组织的功能。如肾主藏精,贮藏先天之精,受纳后天之精,促进生长发育与生殖,这是生殖系统的功能;还包括泌尿系统的部分功能,如:肾主水,与膀胱相表里。

肾是机体物质代谢和生理功能的原动力,肾推动和调节机体各脏腑的生理功能及精气血液津液各物质代谢。这一生理效应可以用肾阴和肾阳来进行概括。肾阴称为元阴、真阴,主全身之阴,"五脏之阴气,非此不能滋"(张景岳《景岳全书·传忠录》),说明肾阴对机体各脏腑组织器官起着滋润、濡养作用;肾阳称为元阳、真阳,主一身之阳,"五脏之阳气,非此不能发"(张景岳《景岳全书·传忠录》),说明肾阳对机体各脏腑组织器官起推动、温煦作用。因此,肾阴、肾阳又称为"五脏阴阳之本",维护着机体各脏腑阴阳平衡。

关于肾,是个非常复杂的问题,我们试着分析。

> 我们的观点:
> 中医肾 ≈ 肾脏、睾丸及其邻近结构。

在古代中医文献中,很少提到睾丸。男性的睾丸露在外,应该非常容易察觉到,参与生殖功能,又与尿道很接近,但非常奇怪,五脏六腑都不提及睾丸。

我们推理,造成这些奇怪现象背后的原因是:古代医家,尤其是隋唐以后的医家,很少解剖,不很了解隐藏在腹腔内的实质性的肾脏,因此很多人,实际上把睾丸及其邻近结构(如阴茎等)作为肾,至少是把睾丸及阴茎(生殖系统)看作肾的一部分,所以肾不仅有生殖功能,也有泌尿功能。读者诸君,如果认同上面的推理,很多现象就容易理解了:

1. **肾主水** 这与现代医学的肾脏功能一致,但不要因为这个一致,就把中医"肾"狭义地理解为肾脏,因为古代对内脏的解剖和生理学研究还不深入,主要依靠体表器官的功能去理解,因此这里的"肾"主要指的是尿道或泌尿系统,主管尿液的代谢。

2. **肾主纳气** 以前特别难以理解这个表述,明明是生殖和泌尿系统的问题,与呼吸有什么关系。是的,在正常生理情况下,确实难以理解;但如果从不正常的情况下去看这个问题,就容易理解了。

如男性房事过度,从中医角度可以归为肾精损耗,会有上气不接下气的现象,故肾主纳气,这是生殖系统功能与呼吸功能的关联。所谓的肾虚不纳气,其实是相关的呼吸肌问题,如腹肌、腰方肌等肌肉参与呼吸,当这些腰腹部肌肉有问题时,也会导致呼吸喘促,改善这些呼吸肌的状态,呼吸也会恢复为平稳深沉。

现代医学临床的肝硬化腹水、血吸虫病腹水,出现"臌胀"的情况,我们现在知道这些病与泌尿系统并无直接关系,但放到古代,这些病症都出现小便量少、水肿、腹部膨隆等情况,会被视为与"肾主水"有密切关系。因为腹部膨隆,使得膈肌上移,压迫肺部,造成呼

> 我们认为,一些中医基础理论,是临床病理现象反推的结果,与现代基础医学理论来源很不一样,后者主要来自生理、生化、组织学的实验。

吸困难,出现呼多吸少、吸气困难、动则喘甚等表现。这些现象在古代医家看来,分明就是"肾主水"问题影响到"气",所以肾主纳气。

回归到气血新论的角度分析,生殖系统和泌尿系统功能的正常发挥,有赖于强大协调的肌肉和血液的充盈,气血不和,无论是生殖系统、泌尿系统,抑或是呼吸系统都会受到影响。

这一章,我们基于浮针医学视角,借助气血新论,一一解读传统中医五脏的内涵,发现:五行是一种哲学思想,在古代被引用于诸多学科中,被引入医学仅仅是一个运用。五行,作为说理工具,用以说明五脏体系;而五脏体系的建立,实际上是在简略解剖的基础上,根据临床的生理、病理现象,尤其是对气血状况的观察,一一建立起来的。五脏体系的建立,借助于五行学说,借助于古人细致的临床观察,是中华民族杰出智慧的表征。

祖先们在没有办法深入观察内脏、没有办法做实验的情况下,通过外部征象去深入分析,又通过哲学思想把零碎的现象串联起来分析其规律,一代代反复凝练,千百年不断临床,虽然有时可以视为无奈之举,但也实在是让人叹为观止的高明之举。

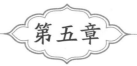

气血与卫气营血辨证

在临床上很少用卫气营血辨证,我们对讨论卫气营血辨证并不很有信心,不过因为这是中医基础理论中很重要的一部分,我们还是要聊一聊这个话题。

卫气营血辨证,主要用于急性流行性传染病的治疗,这类疾病多数可归为中医所讲的瘟疫。瘟疫是温热病的一个主要内容。温病学派在温热病的治疗中,总结出温热病的病情发展遵循"卫、气、营、血"传变规律,并据此提出分阶段的温热病辨治方法。该辨证方法由清代医学家叶天士首创,卫气营血辨证的创立,适应于外感热病新领域,弥补了六经辨证的不足,形成了六经辨伤寒、卫气营血辨温病的诊疗格局,丰富了中医对外感热病的辨证方法和内容。

第一节 卫气营血再思考

一、卫气营血辨证的概念

卫气营血,即:卫分证、气分证、营分证、血分证这四类不同类型。这四种类型标志着温热病邪侵袭人体后由表入里的四个层次。当温热病邪侵入人体,一般先起于卫分,邪在卫分郁而不解则传变而入气分;气分病邪不解,以致正气虚弱,津液亏耗,病邪乘虚而入营血;营分有热,动血耗阴,累及血分。卫分主皮毛,是最浅表的一层,也是温热病的初期。气分主肌肉,较皮毛深入一层。营血主里,营主里之浅,血主里之深。卫分证、气分证的病理变化以脏腑功能失调为主;营分证、血分证则以脏腑实质损害为主。有一点需要特别注意,这种传变规律并不是一成不变的,而是依病人的体质有强弱之分,感邪有轻重之别。临床上也有起病从营分或气分开始者,亦有病虽入气分而卫分之邪仍未消除者。还有,不仅气分有热而血分同时受到灼热者,从而酿成气血两燔。为此,临床当中应根据病情的具体情况作出具体分析加以灵活运用。

上面的论述是关于卫气营血的传统表述。其实,学习温病传变的规律不能拘泥于"卫、气、营、血"这些字面意义,要跳出字面,掌握本质。

二、"卫气营血"不等于卫、气、营、血

卫气营血辨证中的"卫气营血",并不完全等同于中医基础理论中的卫、气、营、血概念。

（一）卫分证与卫气

1. **卫气**　"卫"是"护卫""保卫"之义。卫气行于人体的浅表部位,包围里面的重要脏器和组织,属于阳,故又称"卫阳"。

《素问·生气通天论》言"阳者,卫外而为固也",指出卫气主要功能是卫护体表。《素问·痹论》:"卫者,水谷之悍气也,其气慓疾滑利,不能入于脉也,故循皮肤之中,分肉之间,熏于肓膜,散于胸腹。"指出卫气起源于中焦脾胃消化的水谷,行走在皮肤、分肉之间。《灵枢·本脏》:"卫气者,所以温分肉,充皮肤,肥腠理,司开合者也……卫气和则分肉解利,皮肤调柔,腠理致密矣。"卫气的功能是护卫肌表防止外邪入侵;温养脏腑、肌肉、皮毛;调控汗孔的开合,维持体温。从现代基础医学角度观察,哪些组织能够实现卫气的这些功能? 我们认为肌肉的成分更多,因为:①皮肤是不动的固定的器官,而"卫气"是"气","气"是动态的,不可能是皮肤;②肌肉强大才能使得局部血循环良好,温养皮毛、维持体温都需要肌肉、血循环的良好状态;③调控汗孔的开合需要立毛肌的功能正常。

2. **卫分证**　卫分证是温热病的初期阶段,为温热病邪侵袭肌表,卫气功能失调所表现出来的证候。主要表现为:发热,微恶风寒,头痛,无汗或少汗,咳嗽,口微渴,咽喉红痛,舌苔薄白欠润,舌边尖红,脉浮数。

以肺卫分证为例,因温邪犯肺,肺气郁热,肺主宣发卫气的功能受阻,卫阳被郁遏而发热;卫阳不能布展,温分肉的功能受影响而恶风寒;卫阳被郁,经气不利,上扰清窍故头痛;肺气失宣则咳嗽,温热内郁则口渴咽痛。

卫分证的病机,有不少学者倾向于肌表和脏腑同病,赵绍琴[①]认为是温热

① 赵绍琴.谈谈我对"在卫汗之可也"的认识 [J]. 中医杂志,1981,22(8):57-59.

之邪郁于肺卫,卫阳宣发受阻而发热、恶寒;孟澍江[1]认为是肌表脏腑同病,因温邪侵入脏腑而体表表现出症状,故体表和脏腑皆有病变,但该阶段以体表症状为显著。宋乃光[2]也支持肌表脏腑同病,并指出病位在表,为表浅之意,不单指皮毛肌表,还包括肺与胃。

从中可以看出,卫分证并不等于卫气的病变。

(1)卫分证是一个病理阶段的总称,为温病表浅阶段,是病邪郁遏肺卫引发一系列症状的总括。

(2)卫分证不仅仅是卫气受病。此时症状表现虽以卫气失调等为主,但温邪已侵入肺胃等脏腑,表层的卫气和肺胃等脏腑皆有病变,如"咳嗽、口微渴、咽喉红痛"等肺热表现。

3. 我们对卫分证的理解

(1)卫分证的主要症状"发热,微恶风寒,头痛,无汗或少汗,咳嗽,口微渴,咽喉红痛"都与肌肉、血循环紧密相关,都是由肌肉紧张及其导致的局部血循环障碍所引发。

(2)卫分证的症状都是肌肉前病变,也就是说,是由于其他病变导致的病症,不过处于早期阶段。

(3)卫分证阶段是浮针干预的时间窗。

(二)气分证与气

1. 气分证 气分证指温热病邪内入脏腑,为正盛邪实,正邪剧争,阳热炽盛的里热证。临床表现为:发热不恶寒反恶热,舌红苔黄,脉数;常伴有心烦、口渴、面赤等症。若兼咳喘、胸痛、咳吐黄稠痰者,为热壅于肺;若兼心烦懊恼、坐卧不安者,为热扰胸膈;若兼自汗、喘急、烦闷、渴甚,脉数而苔黄燥者,为热在肺胃;若兼胸痞、烦渴、下利者,为热迫大肠。

气分证是温热邪气由表入里、由浅入深的阶段。为温热病邪内入脏腑,阳热亢盛的里热证候。以发热、口渴、舌红、苔黄等症为特征,涉及肺、胃、胆、大肠、小肠等脏腑器官,常见的有热壅于肺、热扰胸膈、热在肺胃、热迫大肠等类型,这些不同脏腑功能的气机失调,都被归纳为气分证。

2. 气分证与气 气分证之气,是哪一种气呢? 中医中"气"的概念和内涵

---

① 孟澍江. 温病卫气营血若干理论问题的探讨[J]. 中医杂志,1988,29(1):12-14.

② 宋乃光. 温病卫分证辨析[J]. 北京中医学院学报,1990,13(6):14.

十分广泛,分为元气、宗气、卫气、营气等各种类型。有学者认为气分证之气,是宗气[1],但该说法尚未得到公认,无法解释肺胃热盛、热迫大肠等证型。

我们认为,气分证之气并不特指某一类的"气",而是通过借助气的概念,来囊括一系列脏腑的功能性紊乱状态。如果说卫分证是温病的第一阶段的话,气分证就是第二阶段。

3. 我们对气分证的理解　卫分证的肌肉紧张导致局部血循环障碍,进入呼吸道的病毒、细菌在这种合适的条件下迅速繁殖,这个过程类似于夏天雨后的死水很容易孳生蚊虫一样,所谓:"流水不腐,户枢不蠹。"病毒、细菌繁殖产生毒素,进入血液,加剧肌肉的紧张,产生一系列较卫分证严重的气分病症。

（三）营分证与营气

1. 营与营分　营原意指的是:围绕在一起居住的地方,营分是相对于卫分和气分而言,指的是越来越深入里面了。营分证指温热病邪内陷深重阶段表现的证候,以实质损害为主要病机变化。中医认为,营行脉中,内通于心,故营分证以营阴受损、心神被扰的病变为其特点。临床表现为:身热夜甚,口渴不甚,心烦不寐,甚或神昏谵语,斑疹隐现,舌质红绛,脉象细数。

营气来源于水谷精微,《素问·痹论》:"荣者,水谷之精气也。和调于五脏,洒陈于六府,乃能入于脉也。"这里的"荣"字,是"营"的别字。《灵枢·营卫生会》说:"此所受气者,泌糟粕,蒸津液,化其精微,上注于肺脉,乃化而为血,以奉生身,莫贵于此,故独得行于经隧,命曰营气。"由胃传肺,从肺输布于血脉中,运行至全身。可以理解为:脾胃运化的水谷精气 + 肺吸入的空气 = 营气。

营气的主要功能为:①化生血液,营气经肺注入脉中,成为血液的组成成分之一;②营养全身,营气循脉流注全身,为脏腑、经络等生理活动提供营养物质。

从这里也可以看出,营分证的营和营气也并不是等同关系,营分证也是借助营气的概念来归纳的一系列症候群。

2. 我们对营分证的理解　营分证的主要临床表现——"身热夜甚,口渴不甚,心烦不寐,甚或神昏谵语,斑疹隐现"等,是从呼吸道进入的细菌或病毒大量繁殖,产生大量毒素,通过血流影响周身,从而产生较为凶险的全身症状。

---

① 栗德林.对卫气营血辨证中"气"的探讨 [J].黑龙江医药,1979(02):34–35.

（四）血分证与血

1.**血分证**　指温热邪气深入血分,损伤精血津液的危重阶段所表现出的证候。血分证是卫气营血病变的最后阶段。其主要病理变化为热盛动血耗血、瘀热内阻,临床以血热妄行和血热伤阴多见。

血热妄行证:是指热入血分,损伤血络而表现的出血证候。临床表现为:在营分证的基础上,更见烦热躁扰,昏狂,谵妄,斑疹透露,色紫或黑,吐衄,便血,尿血,舌质深绛或紫,脉细数。

血热伤阴证:是指血分热盛,阴液耗伤而见的阴虚内热的证候。临床表现为:持续低热,暮热朝凉,五心烦热,口干咽燥,神倦耳聋,心烦不寐,舌上少津,脉虚细数。

血分证既有血液的病变,如出血、血热、血虚等证候,还包括心、肝、肾等脏腑的病变,如血热扰心、肝肾阴虚等证。

血分证之"血"和生理之血也不是等同关系,而是指病变深入到不能再深入的地步了,是温病的最后阶段。

2.**我们对血分证的理解**　周身血液中毒素,使肝脏、肌肉等器官的代谢速度迅猛,产生大量热量,消耗大量体液,或长期消耗,低热持续,影响到供应大脑的血液质量,血环境严重不良,影响诸多内脏器官。

综上可知,卫气营血辨证中的"卫气营血",并不等同于中医生理学上的卫气营血。卫气营血辨证借助生理的卫气营血,来归纳一系列的、阶段性的病理症候群,可以理解为温病发展的第一阶段、第二阶段、第三阶段、第四阶段。

第二节　气血新论与卫气营血

一、从气血新论看卫气营血辨证

根据温热病发病急速,病情多变,具有传染性、流行性、季节性、地域性的特点,现代医学中大多数急性感染性疾病,尤其是呼吸道传染病,可归于温热病的范畴。

为了更好地理解卫气营血辨证,让我们重温一下现代生理学、病理学中的相关知识。

在这些感染性疾病中,人体为了对抗病原微生物的入侵,会通过一系列的反应使自己体温升高,进而增强机体防御功能(发热时各种急性期反应蛋白的合成增加,增强了机体的非特异性防御能力;细胞因子水平增加,可激活并加强免疫细胞清除发热激活物的能力;高温条件抑制细菌生长)。

那么在体温升高过程中,机体是如何产热的呢?

机体的热量,类似于我们中医所说的阳气,有两个来源:①肌肉,尤其是骨骼肌;②脏器,主要是肝脏和大脑。这些肌肉或脏器,经常要协调一致行动,需要一个总司令官:位于下丘脑的体温调节中枢。

这些产热器官产生热量后,通过血循环输送到全身各处,使得我们整个人体保持适宜的体温,维持正常代谢。

体内的热量是由糖类、脂肪、蛋白质这三大营养物质在各组织器官中进行分解代谢时产生的。在安静时,主要产热器官是内脏和脑;在内脏中,肝脏的代谢最旺盛,产热量最大。运动和劳动时,骨骼肌由于代谢增加,其产热量也明显增加,可占机体总产热量的90%。

那么,当外界微生物通过呼吸系统感染人体的早期,也就是温病学中的卫分,人体为了增强非特异性免疫力,必须升高体温。

(一)发热过程分期

1. 体温上升期

(1)产热增加:①基础代谢率增高。②骨骼肌战栗,即寒战。在一系列致热原的刺激下,体温调节中枢控制的体温调定点上移,寒战中枢兴奋,引起肌肉的节律收缩,进而产热。

(2)散热减少:皮肤血管收缩、皮肤血流减少,导致皮肤温度降低,散热减少。立毛肌收缩。

因此,这个时期患者会感到:发冷、恶寒、皮肤苍白,重者寒战、皮肤粟起。

这个时期,特别像卫分证阶段:为了产热,体表的骨骼肌收缩战栗,同时体表血管收缩,血流减少,出现发热、恶寒、头痛、无汗等症状,都是体表肌肉异常的表现。

卫分期的升温主要是因为肌肉参与而非内脏参与的理由:①恶寒是体表血管收缩导致,血管收缩依赖血管肌层的作用;②战栗是肌肉作用的表现;③这个时期还伴有身体酸胀疼痛,这是肌肉紧张的表现。

过了卫分期,高温持续期就主要不再是肌肉参与了。

2. 高温持续期 当体温升高到调定点的新水平时,便不再上升,并在这一水平上波动。此时,寒战停止,并开始出现散热反应,即皮肤血管扩张,血液量增加,皮肤温度上升,患者不再感到寒冷,而是由于皮温高而有酷热的感觉;此外,由于皮肤水分蒸发而有皮肤和口唇干燥的感觉。

这一时期和气分证十分相似:发热不恶寒反恶热,舌红苔黄,脉数有力;常伴有心烦、口渴、面赤等症。

这时的高热多是由于肝脏、大脑等器官产热所导致,尤其是肝脏。肝脏解毒、制造免疫原料,代谢活动大量增加,大量产热。因为这时的高热与骨骼肌关系不大,所以身体不再酸胀疼痛,只是一味地发热。

3. 体温下降期 体温调定点返回正常水平,机体出现明显的散热反应。散热增强,通过血管扩张将深部体温带至体表散热,皮肤潮红,出汗或大汗,严重者出现脱水、休克。

通过以上发热的过程,可以更好地理解卫分证和气分证。体温上升期影响了体表肌肉为卫分证,高温持续期散热增加,体表肌肉供血改善,以高热为主要表现,为气分证。

至于温病学中的营分证、血分证,可以理解为细菌或病毒在体内大量繁殖,产生大量毒素,通过血流影响周身,产生全身的症状为营分证;严重者,损伤脏器,引起各种出血证,为血分证。

此时再回顾叶天士在《温热论》中所言"温邪上受,首先犯肺,逆传心包",以及他提出的卫气营血四个阶段,似乎要更加清晰了。

(二)从气血新论分析卫气营血辨证

从气血新论看,卫气营血辨证可大约理解为:在疾病的开始阶段,由于病毒或细菌等微生物进入呼吸道,机体为了对抗病原体,提高防御功能,通过一系列过程来升高体温。

(1)在体温上升过程中,肌肉是主要产热组织,为了产热,体表骨骼肌战栗,同时为了减少散热,皮肤血流减少,导致畏寒等症状,相当于卫分证。

(2)如果体温进一步升高,进入高温持续期,开始减少产热,则骨骼肌战栗停止;并且为了散热,皮肤血流扩张,出现高热,相当于气分证。

(3)若病情继续发展,血液炎症反应产物增多,血环境质量下降,出现全身症状,相当于营分证。

(4)若血液环境持续恶化,将导致心、肝、肾等内脏损伤,对应血分证。

二、温病浮针切入的时间窗

卫分证的病理表现,主要可以归纳为两个方面:一方面是肌表病症表现,如发热、恶寒、头痛等;一方面是热郁于肺,如口干、咽痛、咳嗽等。

从现代基础医学视角分析,病毒或细菌等经呼吸道侵袭呼吸系统,如支气管、气管、肺泡或肺间质,引发肺组织的炎症反应,此为"温邪上受,首先犯肺";各种致炎因子及组织崩解产物,激活白细胞产生内源性致热原,经血液循环,作用于体温调节中枢致体温升高,引起发热,此即为肺热卫气失宣、卫阳郁遏;体温上升期交感神经兴奋,微血管收缩,皮肤血流量减少,故恶寒,此为卫阳不能温分肉。因肌肉战栗紧张而产生痛感,如出现头痛、肢体疼痛等表现,此为"卫阳被郁,经气不利"。

由此可总结出,卫分证主要是肺、血液与肌肉的病症。由于肺的局部炎症,引发血液环境不良,最终作用于肌肉,出现一系列"表"证。与叶天士"温邪上受,首先犯肺""肺主气属卫"的观点不谋而合。

从气血新论看,卫分证是浮针等外治法切入的好时机。

此外,在温病的恢复期,由于现代医学的介入或人体强大的抵抗力,肺部炎症、内脏损害及血液环境得到改善,但由于大量消耗,周身肌肉和脏器还需要一个相当长的时间恢复,这也是浮针及其他中医药方法介入的好时机。关于治疗时间窗的探讨我们发表了一些文章,读者可自行检索。

第六章

气血与经络辨证

第一节　脱实向虚的经络体系

经络？耳熟能详！似乎每一个中国人都知道经络。

但争论经常围绕经络的实质、经络的存在证据等命题而发生。就专业人员来说，拿出切实、清晰、无争议的证据，也极为困难。

在笔者心中，经络也是矛盾的结合体。经络是老祖宗的传承，对针灸临床又有很重要的指导价值，但对于老祖宗的话，不同的人经常有不同的理解，我们讲授经络时底气并不很足，别人咨询时心里打鼓，不能理直气壮。

在这里，我也谈谈经络，我心目中的经络。

一谈经络，首先要回答经络是怎么产生的。关于经络起源，教材上经常这么说：经络是我国劳动人民通过长期的医疗实践，不断观察总结而逐步形成的具有运行全身气血，联络脏腑肢节，沟通上下内外功能的经脉和络脉。形成途径大多归纳如下：

①"针感"等传导的观察：针刺时产生酸、麻、重、胀等感应，这种感应常沿着一定路线向远部传导；②根据腧穴的临床疗效总结：主治范围相似的腧穴往往有规律地排列在一条路线上；③根据体表病理现象，推理某一脏器发生病变，在体表相应部位可有皮疹、色泽改变等现象，也被认为是发现经络系统的途径之一；④解剖、生理知识的启发：古代医家通过解剖，在一定程度上认识了内脏的位置、形态及某些生理功能，观察到人体分布着很多管状和条索状结构，并与四肢联系，观察到某些脉管内血液流动的现象。

说实在话，教材上的这些说法意义不大，说了很多，还是没弄清楚。因为：

(1)关于"针感"：几乎所有的针灸医生都知道，针感有时有，有时没有，速度快慢也不一,针感有时表现为酸,有时表现为麻,有时表现为重,有时表现为胀,有时表现为蚁行感,这种多样性很难被总结提炼。

(2)关于腧穴疗效的总结:因为多数情况下,针灸的效果并不能立竿见影,因此,腧穴的主治很多时候难以衡量,而且很多主治相似的穴位其实并不是一条路线上的,一条线路上的腧穴主治也并不一定相同。例如,膀胱经背部的腧穴主治千差万别,胆经头部的穴位主治范围各不相同。

(3)体表病理现象的推理,如依据皮肤上的皮疹、色泽改变等现象推理经络,因表现各不相同,很难发现规律,要真是这样,带状疱疹的常见路径应该被纳为经络了。

(4)《内经》时代的解剖有助于建立脏腑、经络学说,但要形成手三阴、手三阳、足三阴、足三阳这么完整的体系,当时的解剖生理学知识很明显是不够的。

要了解经络起源,我们认为最有效最简单的方法就是把自己想象成古人,把自己置于古人一样的自然环境、卫生环境和人文环境中:没有钢筋混凝土的坚固房子居住,而是

> 假设置身古人环境,是研究经络的好方法。

居住在茅草、树木搭起的房子里;没有那么多的水泥森林,没有川流不息的公路,没有规划齐整的河流;有的是一望无际的地平线,有的是四散行走的牛羊,有的是自然形成的曲曲弯弯的河流;不再有细菌的认知,不再有营养的想法,不再有对生命现象探查的理化检查手段;有的是对生命现象的敬畏,有的是好奇和探索,有的是对日月星辰和神秘数字的仰视。

小时候的我们,没有受过教育,常常对未知表现出浓厚的兴趣,利用自己所看到的一些自然现象和大人的说教去解释所有不懂的东西。这种思维方式经常被称为类推,类比推理,根据两个对象在某些属性上相同或相似,通过比较而推断出它们在其他属性上也相同的推理方法。这种类推,是我们对付未知常用的思维方式,现在人类这么类推,古人的思考方式也理应这样,用已经知道的理论知识或观察到的现象去揣摩未知世界,从古到今都是这样。

> 类推分完全类推和不完全类推。
>
> 完全类推是两个或两类事物在进行比较的方面完全相同时的类推;
>
> 不完全类推是两个或两类事物在进行比较的方面不完全相同时的类推。

类推分为完全类推和不完全类推。如这个盒子里放的是一次性使用浮针，那个同样标识的盒子里应该也放的是一次性使用浮针，这就是完全类推。这个白色中药凉性，那个白色的中药也被认为是凉性，这就是不完全类推。

天人合一，大自然和人类都是统一的整体，大自然为大天地，人为小天地。老子说"人法地，地法天，天法道，道法自然"（《道德经·道经》第二十五章）。这些思维方式应该也属于不完全类推。"人与天地相参"（《素问·咳论》）。"善言天者，必有验于人"（《素问·举痛论》）。这些说法就等于明明白白告诉我们《内经》的作者们大量运用类推方法。

比较已知和未知的共性，取其共性，推导出未知的规律，是人们对未知世界认识的常用方法，这种类推，是很好的方法，也是无可奈何的方法。取类比象就是类推方法，天人合一、天人相应也是类推方法。

> 没有可以反复证实的理论，相应的治疗方法行之不远。

现在几乎没有文盲了，可是，几十年前，依旧有很多文盲。古代很少有人能够读写，古代凡是能写字的医学工作者，都已经学习了大量的中国古典文学，儒家、道家学术，天文历法，农学等知识和文化。有了这些思想，对于未知的人体现象和治疗规律，就很容易去类推。因此，经络学说的形成与那个时代的文化学思潮很有关联，比如："内圣外王"观点对手厥阴心包经的形成有影响[1]，"圆道观"对经脉循行观念的形成有深刻影响[2]，再比如，"经脉十二者，以应十二月"（《灵枢·五乱》）、"十二从应十二月，十二月应十二脉"（《素问·阴阳别论》）、"节之交，三百六十五会"（《灵枢·九针十二原》）。这些数字都是来源于历法。

由此可知，经络形成与当时的文化思潮密不可分。对于经络形成的高度智慧，我们需要给予无限的尊重和感恩。如果没有这些成系统的经络学说，针灸就不可能传承到现代，当然，也就更没有现在的浮针。没有理论的技法，不可能走远。就好像没有线串起来的铜钱，要不了多久，就会散落遗失（图6-1-1）。

---

[1] 符仲华. "内圣外王"对手厥阴经形成的影响 [J]. 南京中医药大学学报, 1995, 11(6): 39–41.

[2] 符仲华. 圆道观与针灸学说 [J]. 南京中医学院学报, 1994, 10(4): 44–45.

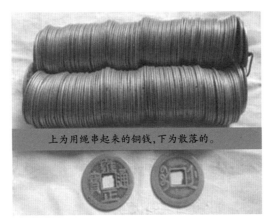

上为用绳串起来的铜钱,下为散落的。

图 6-1-1 铜钱需要串起来

经络的所有学说、观点都可以找到医学实证吗?

受现代针灸学教材的影响,很多人都以为经络是具体的独立于现在所有解剖结构的存在,这种想法的出发点也许是好的,但笔者认为实在不可能,原因如下:

(1)现代解剖学、组织学已经发展到把人体内所有的组织看得一清二楚的地步,迄今没有发现一个联通内脏分布于全身的其他管道结构。

(2)如果有个非常紧要的连通周身的器官存在,在截肢后,病人应该表现出生命体征,如气血运行很受影响。可实际上,截肢后人们的生命状态常常并不受影响,除非短期内失血或神经或骨骼受损、受伤引发的一些状况。

(3)要是有实质结构,用针灸针等刺激到该结构与没有刺激到该结构,临床上应该出现完全不同的现象,如:扎到神经就出现麻木,不扎到神经就不会出现麻木;而且会出现完全不同的临床效果。可是针灸医生们都清楚,很难有这种特异性的临床现象发生。

因此,从这些基础医学和临床的常识就可以推理出一个明确的结果:不可能有个还没有被现代医学发现的实质结构连通内外和脏腑。

没有实质结构,经络现象是否可能由已知结构的未发现功能造成的? 或者是信息的交流和传递[1]? 或者是人体组织结构多个传导刺激信号向量综合

① 吴昊天,魏聪,位庚,等 . 近年经络实质研究概述 [J]. 中医杂志,2015,56(16):1429-1432.

的结果?① 其实,也不会这样的,因为:

(1)所谓经络现象,例如,循经感传、低电阻现象,并没有得到广泛的证实,有人说有,但可重复性不高。

(2)现在大量的微针方法,例如:眼针、腕踝针、腹针、舌针等等,这些针法的存在也都说明了经络现象的特异性不足。

(3)有结构才有功能,迄今为止,人体身上还未发现没有结构载体的功能。

因此,我们认为,经络并不是现在还没有被发现的结构,也不是特殊的功能或信息通道。

那经络究竟应该如何理解呢? 我认为:

一、我们这些后人必须铭记、感恩我们古代先贤,没有现代基础医学的他们,非常高明地建立了经络体系,使得针灸得以传承数千年,到了现代医学如此昌明的今天,依旧能在激烈竞争中稳稳地站住脚跟,甚至远渡重洋,在全世界的大部分国家都能贡献出中国的智慧。

> 没有经络的理论,就没有针灸,当然,也就没有浮针了。

二、不要自以为在漫长的几千年历史中,先贤都是一个思路,一种认识,不要以为所有的古代医籍关于经络的表述都是从一而终。日常生活告诉我们,每个人对一个事物的认识在不同阶段都有变化,不同区域的人对不同事物的看法经常不同。因此,看待经络也应该有这种动态的、辩证的态度和方法,不要把不同古籍里的经络看成同一的存在。

> 有一千个观众,就有一千个哈姆雷特。
> 有一千本古籍,也有一千个对经络的不同理解。

三、比经络循行更为重要的是气血。学过中医的人都知道,经络是全身气血运行之通道,可以这样说:"气血是珠宝,经络是存放珠宝的箱子。"现在很多人都把这个理念给忘了,仅仅是记得教材上所说的循

> 气血为本,经络是标。
> 气血为"珠",经络是"椟"。

---

① 时文远,王正君,张海燕,等.经络现象本质揭秘——传导向量假说[J].时珍国医国药,2016,27(4):932-933.

行部位,不知道粗细、不知道深浅的一个管道结构,忽略了实际上经络的作用是存放、运行气血。经络存在的意义是循行、敷布气血。

> 脱实向虚,是经络演进到今天的总趋势。

四、经络这个词,专业人员、非专业人员都说得实在太多,说着说着就忘了本意。学过针灸的人都知道,经络是经脉和络脉的总称,经脉的"经"是大的意思;络脉的"络"是网络、细小的意思;"脉"是血脉,就是流血液等的管道,主要指血管。也就是

> 经络的起源和存在意义都与气血紧密相关。
> 经络的本意就是大大小小的血管。

说,**经络在《内经》时代,实际上原本指的是大大小小的血管,大的血管叫经脉,小的血管叫络脉**。失血不止,生命就会完结,故"经脉者,所以能决死生"(《灵枢·经脉》),对生命的存在意义重大。

有很多人都在寻找独立于现有结构之外的独立组织,似乎只有找出这个"高大上"的"经络",就能证明我们祖先的伟大。其实,如果祖先真的看到或者使用到这个独特的"经络",那就证明,古人对显而易见的血管系统完全失察,因为这个"经络"与血管无关啊,这岂非是唐突古人!

实际上,经络系统在一定程度上可以看作血循环系统的,因为:

(1)中医的"血"就是现代医学的血液:《内经》认为,血是红色的(《灵枢·决气》"中焦受气,取汁变化而赤,是谓血")。我们知道:人身上红色的液体只有血液。

> 经络系统,可以看作是不精密的血液循环系统。

(2)经络对应于现代医学的血管:现在我们都知道,血液在血管内循环,而"经络是气血运行的通道",因此,在《内经》的作者们的眼里,经脉和络脉就是大大小小的血管,至少结构上应该这么理解。

(3)"气"是血循环的动力:很清楚,"血"在体外是静止不动的,可是,如何在体内就"循环流注"?动力来自哪里?中医认为,气行则血行,"气"是动力。因此,古人经常把体内的"血"与"气"合称,叫"气血",体外的就称为"血"。现在我们知道,血液循环的动力来自肌组织,包含:心肌、骨骼肌、平滑肌。

综上,血液循环实际上是中国人首先发现的,虽然对血循环的认识没有英国人威廉·哈维(William Harvey,1578—1657)观察得那么细。不过,我们发现

血液循环的规律比哈维早了差不多两千年!

五、经络的理念不断演变,不断由实向虚。由触之可及、视之有物的具体存在,演化为看不见、摸不着的抽象存在,这是经络演变的大体路径,这种演变与传统文化对人体的看法有关。在《内经》时代,是"循"

> 经络系统实际上就是血循环系统,是中国人在秦汉时期就发现了的。

的,是"按"的,是"扪"的,是"切"的,这些描述触摸的动词在后来的中医文献中越来越少,到了明代,就"内景返观"了,甚至出现了所谓的"悬丝诊脉"。经络也演变成"小周天""大周天"了。

六、经络的发生、经络与内脏之间关联学说的形成,应该与古人触摸到的患肌紧密相关。例如,只要用心触摸就会发现,心脏的病变容易影响到胸大肌、肱二头肌和前臂肌群,也就是手厥阴心包经的循行部位。关于这个发现或者说规律,我们将在下一节详细论述。

讨论至此,总结一下。我们认为,经络既不是完全实在的存在,更不是完全玄虚的,经络是以对人体的详细观察、大体粗略的解剖和临床触摸检查的体征为基础,借鉴当时的文化观念和思考习惯,经过很多代人的逐渐演绎形成的独特医学观念和现象。

这有点类似古代建筑,以故宫为例。

故宫是我国现存最大、最完整的古建筑群。宫殿沿着一条南北向的中轴线排列,左右对称,贯穿整个紫禁城。规划严整,气魄宏伟,极为壮观。无论是平面布局,立体效果,以及形式上的雄伟、堂皇、庄严、和谐,都属无与伦比的建筑杰作。

故宫所以卓然不群,不仅仅是因为建筑之美,还因为文化之美。在规划设计上,故宫充分体现了儒家的礼制,反映了皇权至上的伦理观念。其主要建筑,则是按照《周礼·考工记》"前朝后寝""左祖右社""五门三朝"而布置的。而风水、阴阳、五行等传统观念的影响则比比皆是。别的不谈,就看大门上的门钉的颜色、数量和排序就知道传统文化渗透到每一个角落了(图6-1-2)。

再看看文渊阁(图6-1-3),与故宫其他地方的颜色都不一样,这个皇家藏书楼,殿顶琉璃瓦用的是青黑色。为何要这样?统一颜色不是更漂亮,气势更恢弘吗?那是因为黑色主水,水能克火。藏书楼最担心的是失火啊。

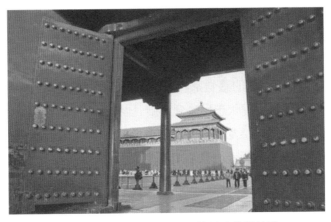

图 6-1-2 故宫的大门就是传统文化的缩影

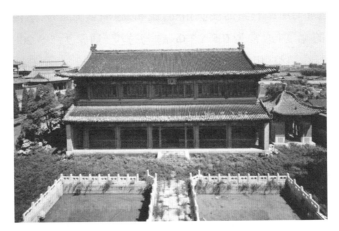

图 6-1-3 青黑色的文渊阁

因此,故宫不仅仅是宏伟的建筑,也是传统文化的载体。经络系统与故宫一样,不仅仅是医学的表达,也是传统文化的载体。

要研究中国传统建筑,或者要大规模复制建筑,让"天下寒士俱欢颜",就不能完全照搬,需要剥离传统文化的成分,把心思更多地放在建筑上,放在建筑科学上。尊重故宫,瞻仰故宫,但不可以把故宫的模式复制到千家万户的居民住宅上,因为这样,不经济,不环保,也不可行。

> 经络的本质可以简洁地表述为:肌肉和血管关系之和,也可以说,是气血关系之和。

同样,要研究经络系统,就要把经络系统的实用功能提炼出来,这样才能更便于复制,更便于实证。从这个视角来分析经络形成的主要医学基础,结构上是血管,功能上是肌肉的功能——我们认为可以这么表达:肌肉和血管关系之和。也可以说,是气血关系之和。

如果这么说,一定会有人不满意,会提出疑问,经络与神经无关?怎么可能!没有神经参与,疼痛的感觉都没有,这说不通。其实是这样的:感觉神经把肌肉和血管病理和生理状态反映到大脑,让我们人体能够感受到,从而出现各种各样的临床表现。感觉神经并没有参与这些病痛的形成,只是把结果反映了出来。就好像汽车行走时仪表盘亮着,但仪表盘并没有参与汽车的驱动工作。"循经感传"应该就是肌肉和血管参与的一些现象。

循经感传可略称为感传或循感,是二十世纪六七十年代针灸界研究的一个广为人知的概念。其表现是在施针刺激人体上某一点或穴位时,可有一种异常感觉(通常与所施刺激的性质相同,比如,施加热刺激时,感传的感觉即为热),以一定的宽度(通常为 0.5～1.0cm)与速度(通常为 5～20cm/s)沿着与古典经络循行线相符、相似或相平行的路线自动地走行,趋向于头部或病灶。

现在已经很少有学者研究循经感传了,可能是因为这种现象很少发生,重复率较低。其实,我们看来,所谓循经感传可能是因为针刺紧张的肌肉后,肌肉放松。局

> 经络不仅仅有医学特征,还富含文化内涵。

部放松后,影响到与该肌纤维相关的其他肌纤维以及血管,从而出现较远部位的感觉异常。这种现象在浮针临床上也比较常见。

蕴含医学观念和文化理念的经络学说是中医学的瑰宝,是针灸学存在数千年并传播诸多国家的强大支撑。但一味地寻找一个已知功能未知实体的结构,没有多大实际的用处。

现代针灸学教材,把复杂的医学和文化交汇的概念简单化了。把一个多元的经络写成死板的僵化的线条,即使是为了教学方便。在图片上可以这么画,文字表达时也应该说清楚:经络不是死板的,一动不动的;是动态的,是变化着的。

总体来说,经络学说是多元的,是漫长中华历史的凝练,既是医学的概念,也是传统文化的概念。医学的成分在漫长的历史长河中并没有不断增加,文化的成分有所增加,不断地脱实向虚。医学成分是根本,文化是载体,虚实都重要,缺一不可。不过,我们有了现代基础医学知识,在尊重文化载体的同时,认真研究经络的缘起和发展史,对医学成分归纳、分析、总结,就会由虚向实。

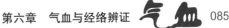

第二节 经络的形成与肌肉的走向有关

《内经》时代，先贤们虽然也讲针刺方法，例如，《灵枢·官针》篇的二十六种刺法（五刺、九刺、十二刺）。但《内经》更多地关注人体的生理行为和病理变化，着眼于人体，这是《内经》迄今为止依旧能为针灸、中药等的临床应

> 中医古籍，早先的著作偏学问，后期的著作偏技术。

用提供指导的原因。后来的医家们着眼于针灸本身，研究针灸的位置、进针的方法、留置的时间等具体方法的运用和规律。例如，著名的针灸专著《针灸大成》（作者：明代杨继洲）全面地总结了明代以前有关针灸的学术经验和成就，但在学术发展上几乎乏善可陈，虽然在针灸技术层面着墨很多。

这种先道后术的现象是中医发展过程中一个趋势，是很让人感到遗憾的一个趋势。《淮南子》曰："故有道以统之，法虽少，足以化矣；无道以行之，法虽众，足以乱矣。"直到现在，针灸的教材中还是不关注人体的生理病理，更多地追求治疗的方式方法，这也造成很多医生们喜欢学习很多方法，而不关注人体和疾病本身。当一个方式治疗效果不行时，人们习惯于更换方法。针刺不行，用艾灸；艾灸不行，用针刀；针刀不行，用浮针；浮针不行，再换其他。中医方药也大致如是，不断更换辨证处方。这样做的结果就是容易陷入死循环，导致很多人了解了很多方法，但对医理不求甚解。

中医学要进步，只关心技术，不关心人体的生理、病理变化，肯定是不行的，因为治疗是外因，而病理生理变化才是内因，外因必须通过内因起作用。

> 治疗是外因，病理生理是内因，是事物变化的根据。

希望医生们在临诊时，要重视诊断，不仅仅要知道疾病的病名、分型，还需要知道疾病背后的病因病理，以及治疗方法的机制所在，只有这样，才能举一反三，举重若轻。

可能也真是越来越轻视探究生理、病理的趋势，使得我们现在依旧依赖《内经》，虽然中医都学习四大经典，但真正的最为基础的经典，只有《内经》。

《内经》可能看作是秦汉时期的百科全书，以生命为中心，融汇了医学、天文学、地理学、心理学、社会学、哲学、历史等。如果单纯融汇理论和学术思潮，没有《内经》独到的研究人体的方法，难以想象可以对后世医学有如此大的影响。

现代医学所以发达，是因为不断容纳当代先进的科学技术，是因为有越来越细致的解剖，有血象化验，有显微镜，有超声波，有X线成像，有磁共振。《内经》时期的医学理论、经验，来自哪里？不可能来自哲学，来自天文学，来自地理学，来自心理学，来自社会学，来自历史，因为这些学科与医学相距甚远，不可能直接用来说明人体的生理、病理，只能用以解释医学。那么，古代先贤如何观察感受人体？

无疑是四诊，与《内经》成书年代差不多的《难经》，其中的"六十一难"就明确了四诊："望而知之谓之神，闻而知之谓之圣，问而知之谓之工，切而知之谓之巧。"

对经络形成起主要作用的，"望、闻、问、切"四诊当中，"闻"和"问"应该与经络无关，"望"与"切"可能有关，尤其是后者。

"切"在康熙字典里，解释为"按"，也说"从刀"，刀割，刻的意思。也就是说，我们去触按的动作面积很小的东西，这个动作就叫"切"，和刀切一样，从上到下，精准感受。

因此，"切"和"按""揣""持""循""打""拊""摩""推"等一样，都是触摸，只是不同的方式。现在的中医学教材，更多地指导学生去记忆，去背诵；可是，《内经》中出现了大量的动词，这些动词经常用于诊治。

看看《内经》的这些数量巨多、各个不同的动词，即使闭上眼睛，都能感觉到"很接地气"的"高大上"，都能感受到琳琅满目的生动画面：既有务虚的阴阳五行这样的哲学观念，也有满满的临床即视感，让人身临其境，宛在眼前。对比我们的《针灸学》或《中医内科学》教材，感觉真是有天壤之别，教材单调乏味，信息量小，画面感阙如。

我们现在来梳理一下《内经》中关于触摸这样动作的所使用的丰富动词。

（1）按

《内经》中的"按"是对脉或者身体某部位的切按，如：

——"**按**尺寸，观浮、沉、滑、涩，而知病所生"。（《素问·阴阳应象大论》）

——"当是之时，可**按**若刺耳"。（《素问·玉机真脏论》）

——"**按**其脉，知其病，命曰神"。（《灵枢·邪气脏腑病形》）

——"腹暴满，**按**之不下，取手太阳经络者"。（《素问·通评虚实论》）

—— "脉至如偃刀……**按**之坚大急"。(《素问·大奇论》)

—— "凡刺此者,以指**按**之,脉动而实且疾者疾泻之,虚而徐者则补之,反此者病益甚"。(《灵枢·终始》)

(2)揣

—— "脉至如悬雍,悬雍者,浮**揣**切之益大,是十二俞之予不足也,水凝而死"。(《素问·大奇论》)

—— "是故虚邪之中人也……其著于伏冲之脉者,**揣**之应手而动"。(《灵枢·百病始生》)

(3)持

—— "是故**持**脉有道,虚静为宝"。(《素问·脉要精微论》)

—— "不先言此,卒**持**寸口,何病能中"。(《素问·征四失论》)

—— "**持**其脉口,数其至也"。(《灵枢·根结》)

(4)切

——"灸寒热之法……外踝后灸之,缺盆骨上**切**之坚痛如筋者灸之"。(《素问·骨空论》)

—— "先扪而循之,**切**而散之"。(《素问·离合真邪论》)

—— "**切**脉问名,当合男女"。(《素问·疏五过论》)

—— "血脉者,在腧横居,视之独澄,**切**之独坚"。(《灵枢·九针十二原》)

(5)循

—— "先扪而**循**之,切而散之"。(《素问·离合真邪论》)

—— "刺涩者,必中其脉,随其逆顺而久留之,必先按而**循**之"。(《灵枢·邪气脏腑病形》)

—— "按脉动静,**循**尺滑涩"。(《素问·方盛衰论》)

(6)扪

—— "先**扪**而循之,切而散之,推而按之"。(《素问·离合真邪论》)

—— "今余问于夫子,令言而可知,视而可见,**扪**而可得,令验于己而发蒙解惑,可得而闻乎?"(《素问·举痛论》)

—— "帝曰,**扪**而可得,奈何? 岐伯曰:视其主病之脉,坚而血及陷下者,皆可扪而得也"。(《素问·举痛论》)

(7)拊

—— "不饮酒者,自强也,为之三**拊**而已"。(《灵枢·经筋》)

（8）推

—— "外引其皮，令当其门，左引其枢，右**推**其肤……气下而疾出之，**推**其皮，盖其外门"。（《灵枢·官能》）

—— "右主**推**之，左持而御之，气至而去之"。（《灵枢·九针十二原》）

—— "恶气乃起，瘜肉乃生……按之则坚，**推**之则移"。（《灵枢·水胀》）

（9）摩

—— "员针者，针如卵形，揩**摩**分间，不得伤肌肉，以泻分气"。（《灵枢·九针十二原》）

—— "所谓深之细者，其中手如针也，**摩**之切之"。（《素问·病能论》）

（10）扦

—— "余愿闻持针之数，内针之理，纵舍之意，**扦**皮开腠理，奈何？"（《灵枢·邪客》）

（11）卷

—— "久持之，**卷**而切推，下至缺盆中，而复止如前，热去乃止"。（《灵枢·刺节真邪》）

（12）执

—— "持针之道，欲端以正，安以静，先知虚实，而行疾徐，左手**执**骨，右手循之"。（《灵枢·邪客》）

（13）引

—— "直针刺者，**引**皮乃刺之"。（《灵枢·官针》）

简单罗列一下这些与触摸动作有关的动词，就如此丰富，甚至我们现在已经不能很好地辨别这些动词的意思了。在惜墨如金的年代里，用这么多的动词来形容各种触摸动作，可见当年的先人们在临床诊察上如何下功夫了！

花费这么些笔墨就为了讲清楚一个道理：《内经》时代的医家们非常重视触诊检查！并非像现在很多针灸师一样，背诵经脉循行，然后按图索骥地去治疗。

浮针刚发明时，临床一开始深受痛点或阿是穴理论影响，不能很高效率地治疗病痛。后来，发明人在南京大学攻读博士学位期间，了解到了当时在国内还影响不大的 MTrP 理论，认识到肌肉可能是个关键因素，而后在南京的多年浮针临床实践中，发现 MTrP 这个名词其实并不十分适合浮针，而且该理论并没有明确问题就在肌肉，靶点分散，不很明确，与临床不符，因此，2014 年 12 月

12日建立了"患肌"理论,而后逐渐完善,有了今天浮针的蓬勃发展。

真的是非常幸运,有了浮针这把钥匙,打开了很多神秘的未知之门,不仅仅弄清了一些现代医学的问题,也弄清了传统医学中很多未解之谜。比如说气血理论,比如说经络走向的问题。

经络走向实际上与古人的触摸大有关系,理由如下:

(1)我们发现,心脏的病变多半影响到胸大肌、肱二头肌和前臂肌群,造成这些肌肉出现"紧、僵、硬、滑"感觉,以及这些肌肉的乏力状态,在治疗这些肌肉后可以迅速缓解心脏

> 患肌化:使得某肌肉成为患肌。

的不适感觉。胸大肌、肱二头肌和前臂肌群一个连着一个,刚好形成手厥阴心包经的走向。

(2)慢性胃炎、胃溃疡等慢性良性胃病的病变影响,向下容易患肌化腹直肌、腰大肌、股四头肌、胫骨前肌等,向上容易患肌化胸大肌、颈阔肌、胸锁乳突肌、额肌等,这刚好是足阳明胃经的循行路线。

本来,按照阴阳学说,阳明为阳气最盛的。《素问·血气形志篇》:"夫人之常数,太阳常多血少气,少阳常少血多气,阳明常多气多血……足太阳与少阴为表里,少阳与厥阴为表里,阳明与太阴为表里,是为足阴阳也。手太阳与少阴为表里,少阳与心主为表里,阳明

> 足阳明胃经循行在腹部的原因:临床上与胃常相关的患肌在前面,不在后面。

与太阴为表里,是为手之阴阳也。"如果这样表述,则对于"少阳为一阳,太阳为二阳,阳明为三阳"是有争议的,有的人认为,太阳为阳气最盛的。我们认为与太阴为表里的阳明应该是阳中之阳。但无论如何,对于阳明阳气盛,大概没有争议。可是,为什么足阳明胃经主要经行在腹部? 与手阳明大肠经完全不同。这个疑问浮针发明人在本科期间就有,但一直搞不懂,直到在第一军医大学当针灸学老师,依旧没懂,还担心一些"古灵精怪"的学生提问。现在终于明白了,当古人发现理论和临床触摸实践不一致的时候,以临床实践为准。

妇科慢性病变时,下段腹直肌、大腿内收肌群和小腿比目鱼肌常常处于紧张状态,这个路径与足三阴完全一致。足三阴的足太阴脾经、足少阴肾经、足厥阴肝经,全部分布在腿的内侧,属里。它们的循行方向均由足部经过下肢内侧、小腹部。

手厥阴心包经、足阳明胃经、足三阴经的循行路线和我们临床患肌诊断、治疗高度重叠，心脏、胃、妇科病变的慢性病症都会出现这样的患肌群（或患肌连线）。其他的一些经脉也常出现类似现象，但似乎出现的频率不像上述这些经脉出现得高。例如，足少阳胆经的循行路线上，常出现外侧臀中肌、阔筋膜张肌、腓骨长肌共同患肌化的情况，有时连同腹斜肌，但很少与胆囊病痛直接有关。足太阳膀胱经循行路线的肌肉也常出现同时患肌化的现象，枕肌、竖脊肌、臀大肌、半腱肌、半膜肌或股二头肌、腓肠肌等常常一起成为患肌，但这些肌肉很难与解剖学上的膀胱关联起来。

虽然在临床上没有发现所有的经脉循行都与患肌群（或患肌连线）一致，也没有发现这些患肌群都与相应的中医学脏腑有关系，但确实发现上述的这些现象，无论是触摸检查发现的患肌现象，还是治疗后得出的结论，都能确定部分经脉循行与相应的患肌群有很好的重叠。因此，我们推理：古代医家热衷对身体的体格检查，尤其是触摸检查，与经脉系统形成有一定程度上的因果关系。

> 与触摸有关的精确动词的频繁使用，以及我们对患肌群的临床观察和治疗，表明：经脉的产生深受古代医家触摸检查习惯的影响。

虽然经络的产生与触摸有关，不过也不能简单地认为，经脉完全是摸出来的。因为，没有当年的阴阳、圆道观等哲学和文化学观念，没有大略的解剖知识，没有气血认识，没有天才的想象力，根本就没有可能建立如此完善、唯美的经络系统。

第三节　从肌肉之间的相互关系看经络辨证

从上一节的分析我们知道，经脉的循行路线至少部分是基于临床观察得出的，绝对不是无中生有，更不是完全为理论而理论。本节将基于以下的结论进行分析：使用经络系统形成中，我们推理出的与医学有关的脏器、肌肉、血循环的相关结论，分析经络辨证的合理性、科学性和实用性。

《灵枢·海论》："夫十二经脉者，内属于腑脏，外络于肢节。"《灵枢·脉度》："气之不得无行也，如水之流，如日月之行不休，故阴脉荣其脏，阳脉荣其腑，如环之无端，莫知其纪，终而复始，其流溢之气，内溉脏腑，外濡腠理。"因此，传统医学认为,经络是人体内运行气血,沟通表里上下,联系脏腑器官的系统。也就是说,内脏病症通过经脉影响到身体其他部分,身体其他部分的病症也可影响到内脏,身体其他部分互相之间也能互相影响,整个人体借助"十二经脉"联系在一起了。

从上一节我们知道,至少部分经脉循行与相关内脏病变后容易影响到的肌肉走向关系密切。因此,医师在诊断上,无论是传统医学还是对现代肌肉深入研究,都要重视内脏与肌肉的关系,尤其是肌性内脏与肌肉的关系,因为他们之间联系紧密——干活经常一起干,生病经常一起生。

这里有必要解释一下肌性脏器(图6-3-1)。"肌性脏器"是我们提出的命名,主要指的是以心肌、平滑肌为主要构成成分的一类脏器。例如,胆囊、输尿管就是肌性脏器,而肝脏、肾脏就不属于;因为胆囊壁和输尿管壁都由黏膜、肌层和外膜三层组成,而肝脏是消化腺体、肾脏主要由髓质和皮质构成,两者的组成结构与肌肉几乎没有关系。

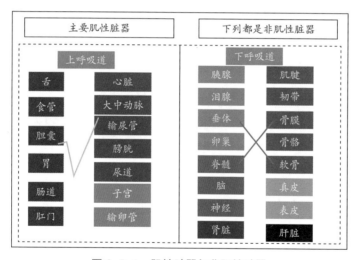

图6-3-1　肌性脏器与非肌性脏器

到现在为止,我们没有发现非肌性脏器与骨骼肌之间的直接关联(血循环影响除外)。因此,在大家发现肌性脏器有问题时,要检查该脏器邻近或四肢的肌肉。如果是非肌性脏器,一般不要考虑肌肉的问题。同样,如果肝脏、肾脏、腺体出现问题,喜欢使用传统理论的医生朋友,建议也可不考虑经脉循行。

诊断如此,治疗也是如此。

如果是肌性脏器出现病症,很容易影响到相关的肌肉,尤其是慢性病症。

如果骨骼肌出现问题,提示邻近和相关肌性脏器有可能出现问题了。例如,发现腹斜肌患肌化了,该病人可能有慢性便秘或慢性泄泻。发现股直肌患肌化了,如果病程较长,要当心胃部出现问题了。治疗时不仅仅治疗相关患肌,也得注意相关脏器,要明确诊断、针对性治疗。

骨骼肌的协同肌也很容易相互影响,治疗时也得兼顾,传统医学这方面也有所体现。例如:阔筋膜张肌患肌化时间长了,很容易向上影响到臀中肌,向下影响到腓骨长肌,治疗前得检查确认,而后一并治疗,传统针灸也是这样,足少阳胆经的臀部、大腿部、小腿部治疗时不可遗漏。

不过,这里要提醒大家,不是所有的解剖学上的脏器都与相关名称的经脉循行有关,至少到目前为止我们认为是这样。比如:手太阳小肠经、手少阳三焦经、手阳明大肠经循行路径上的骨骼肌,我们没有发现与小肠、三焦、大肠有关联。可能的原因是古代先贤为了对称,为了美学,把这手三阳与内脏联系在一起。这估计也是《灵枢·脉度》没有提到手三阳与脏腑之间关联的原因:"手之六阳,从手至头,长五尺,五六三丈。"(六阳即左右各三阳)根据临床观察,我们把我们的认识浓缩在表6-3-1。

表6-3-1　十二经脉与内脏的关切程度及临床意义

十二经	与内脏的关系	三经是否可以合并	临床诊疗
手三阴 (肺经、心经、心包经)	紧密	基本可以合并,互相之间区别不大	需重视上胸部肌性脏器与上肢内侧部或掌面的关系
手三阳 (小肠经、三焦经、大肠经)	没有发现	完全可以合并	需重视上肢外侧与颈项部、头部之间的关系
足三阴 (肝经、脾经、肾经)	紧密	可以合并	需重视下肢内侧与下腹部(少数在上腹部)肌性脏器之间的关系
足三阳 (膀胱经、胆经、胃经)	膀胱经没有发现	不可以合并	膀胱经的循行一般不要考虑膀胱
	胆经有关,不紧密		胆经循行少数可以考虑胆囊
	胃经紧密		胃经循行与胃紧密相关

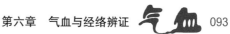

　　总结一下,经络辨证是以经络学说为理论依据,对病人的若干症状体征进行分析综合以判断病属何经、何脏、何腑,从而进一步确定发病原因及病变性质、病理机转的一种辨证方法,是中医诊断学的重要组成部分。我们的临床观点是:经络辨证确实在临床上具有较大的诊疗价值,但并非每个经脉都是如此。请大家在临床工作中参考验证。

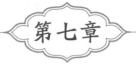

四诊以气血盛衰为主要依据

《丹溪心法》说："欲知其内者,当以观乎外;诊于外者,斯以知其内。盖有诸内者,必形诸外。"

中医临床诊断是对通过望、闻、问、切四诊收集来的患者资料,加以汇总、分析、整理后作出诊断的过程。以前在学习四诊时,感觉很复杂,这些年来从浮针医学的视角,反观四诊,发现:"望、闻、问、切"四诊,形式上很分散,但实际上很集中,如同散文写作一样,"形散而神不散",气血盛衰变化是四诊的观察重点。

第一节 望诊与气血

望诊为中医四诊之首。西医临床体格检查的"视、触、叩、听",也把望诊看成第一位。无论中西医,都对望诊很重视,尤其是中医。

《素问·阴阳应象大论》:"善诊者,**察色按脉**。"

《素问·移精变气论》:"**理色脉而通神明**……**变化相移,以观其妙**。"

《素问·玉机真脏论》:"凡治病,**察其形气色泽**……形气相得,谓之可治;色泽已浮,谓之易已……形气相失,谓之难治;色夭不泽,谓之难已。"

从古至今,望诊一直是中医最重视的一种诊察方法。望诊是观察全身或局部的神、色、形、态。

一、望神

望神以目光、面部表情和精神意识活动为重点,是判断临床预后、生命活动的重要环节。关于望神,《内经》中非常重视。《灵枢·大惑论》:"五脏六腑之精气皆上注于目而为之精。"《素问·六节藏象论》:"气和而生,津液相成,神乃自生。"望神一般分为有神、无神和假神。

有神：神志清楚，两目精彩，呼吸平稳，语言清晰，面色荣润，肌肉不削，动作自如，反应灵敏。

无神：目光晦暗，瞳仁呆滞，精神萎靡，语声低微，反应迟钝，甚至神志不清，循衣摸床，或卒倒而目闭口开，手撒遗尿等。

假神：原本神志昏糊，突然神志清楚；原来寡言少语，语声低微，突然转为言语不休，声音响亮；原本面色晦暗，突然颧红如妆；原本毫无食欲，忽然食欲增强。这种情况多半提示病情恶化，脏腑精气将绝，是临终的前兆，这就是老百姓常说的"回光返照"。

一般门诊，很少能遇见出现假神的患者，我们主要应分辨有神和无神，判别脸部表情肌是否自然灵活？动作是否敏捷有力？尤其是双眼，是否明眸灵动、神采奕奕、顾盼生辉？是否对外界保持兴趣？有神、无神主要区别就在于：眼睛及脸部的肌肉。肌肉保持良好状态就有神，会用灵动、敏捷、有力、有光泽等词汇形容。疲劳、生病导致肌肉不能处于良好状态就无神，会用呆滞、僵硬、乏力、无光泽等词汇形容。

有神反映了整体肌肉功能和血循环良好，即使局部出现问题，预后常常良好；失神反映了整体肌肉功能和血循环不良，临床康复效率常常是要打折扣的。

二、望色

望色主要观察体表颜色与光泽，尤其是面色，以及舌诊。

《灵枢·邪气脏腑病形》："十二经脉，三百六十五络，其血气皆上于面而走空窍。"对面色的观察，背后隐藏的是血气上注。"夫精明五色者，气之华""气由脏发，色随气华"，因有气血灌注，才有了气色与光泽。在《望诊遵经·望色先知平人》中更为鲜明地指出："光明者，神气之著；润泽者，精血之充。"光泽度反映了气血盈亏与通滞情况，若位于体表的皮肤都能得到充足的气血，体内的气血也应是充足、调畅的。

望色，反映的是局部气血的充盈程度，并非皮肤本身的问题。请大家要区别开来，千万不要以为中医能够在面部色泽上有所帮助，就以为能够治疗一切皮肤的问题。如果

> 改善色泽，不等于能治疗皮肤病。

真皮层出现问题，我们常常无计可施，例如白癜风，实在不是现在我们能够解决的，中医的长处不在于此。

关于望色我们大家要注意，因为人种不同、光照时间不同，甚至饮食习惯不同，皮肤颜色会不尽相同，有的黑一些，有的黄一些，有的白一些。机体出现疾病也会有颜色变化，如肾脏有问题会皮肤黧黑，肝脏生病会皮肤发黄，贫血患者会皮肤黏膜苍白。这种生理的颜色差异如何与病理状态区别呢？答：光泽。

《素问·脉要精微论》：夫精明五色者，气之华也。赤欲如白裹朱，不欲如赭；白欲如鹅羽，不欲如盐；青欲如苍璧之泽，不欲如蓝；黄欲如罗裹雄黄，不欲如黄土；黑欲如漆色，不欲如地苍。

舌诊是中医望诊的重要部分，通过观察舌质的颜色、形态和舌苔的颜色质地，判断人体的健康状态。

人类的舌是进食和语言的重要器官，由很多横纹肌（一般称为骨骼肌，因为大多数横纹肌都是骨骼肌，肌肉的两端附着在骨骼上，但舌肌是个例外，所以这里写作横纹肌）组成的肌性器官，具有器官和肌肉的

> 舌是个特殊肌性器官，表面没有皮肤覆盖的可见的肌肉。

两大特征。舌可以看作一块肌肉，特殊的肌肉，非常灵敏强大的肌肉，而且没有皮肤、皮下组织覆盖，外表只有一层黏膜，特殊的黏膜：能感受味觉。舌的血管和神经分布极其丰富，其黏膜薄而透明，可十分灵敏反映机体的变化，尤其是消化系统和体液的变化。

传统中医形容正常的舌象为：淡红舌、薄白苔，舌质、舌苔全部囊括，我们不仅要注意舌质的形态和颜色，注意舌苔的厚薄、颜色和润泽，还要注意舌下静脉的情况。可以通过舌质、舌苔、舌下静脉等情况对疾病做一定的评估，也可以对比治疗后的变化，从侧面反映治疗的有效性。浮针临床的变化尤为明显，常常一天一个样，甚至上下半场间就能发现有改善。

舌象的变化主要与下列情况有关：

（1）与营养缺乏有关：慢性消化道疾病，由于消化吸收不良，可见黄色或灰色的舌苔，或消耗过大，可见黄苔，甚至干红苔。

（2）**与血循环或血液有关**：贫血，舌质淡白，舌乳头萎缩。血液浓缩、水分缺乏、唾液减少、低氧环境，舌质鲜红或紫色。血小板减少，舌上可出现紫斑。

恶性贫血出现光滑舌。

（3）与感染或机体免疫力下降有关：流行病起始多白腻苔，病势严重时体温升高，血流充盈，出现红绛舌。链球菌、葡萄球菌导致的败血症，多黄苔。铜绿假单胞菌导致的败血症，常常在机体免疫力极端下降时发生，显光剥舌。

实际上，这些舌象的变化多与气血变化有关，"司外以揣内"，其所揣度者，都是体内的气血状态。

第二节 闻诊与气血

闻诊包括听声音和闻味道，即运用耳朵的听觉和鼻子的嗅觉，通过对病人发出的声音和体内各种排泄物发出的不同气味的诊察来诊断疾病。

一、听声音

《素问·阴阳应象大论》："视喘息，听音声，而知所苦。"

一般病程短的、病症轻的声音多不变；病程长的、病症重的声音多有变化。听声音包括听语声、呼吸声、咳嗽声、呃逆声、嗳气声等。

（一）语声

正常情况下，我们说话的声音清晰、连贯、自如、有力。这些美妙的或铿锵有力的声音如何形成的？人在说话呼喊的时候，参与发挥最大作用的是呼吸肌：包括膈肌和肋间肌肉。其次是咽喉部位控制声带的局部小肌肉。因此语声与肌肉的状态以及控制肌肉的运动神经紧密相关，如甲状腺术后声音嘶哑，首先怀疑损伤到喉返神经；一般的声音嘶哑多半为与发声相关的肌肉劳损有关；声低无力多半为久病缠身，全身肌肉乏力所致。

（二）呼吸声

呼吸肌的状态对呼吸声有着明显的影响。呼吸平稳有节律的，说明呼吸肌基本正常，如果呼吸声短促，在安静状态下，要审视呼吸肌的状态。

（三）咳嗽声

咳嗽也都是由呼吸肌去完成，可以大体分为两类：把炎症产物等病理产物咳出去的生理性咳嗽（有痰，有炎症病变）；另外一类是病理性咳嗽（无痰、少痰、劳累、受凉后加重等，常被诊断为咳嗽变异性哮喘）。这两类咳嗽都是通过呼吸肌完成。后面一类为中医治疗所擅长。

（四）呕吐声

呕吐也分为生理性呕吐和病理性呕吐，前者的主要原因是胃内有不洁食物或者过多食物或酒水，甚至颅内压增高，后者的主要原因是胃部或食管功能性病变。这些呕吐都与胃部、食管平滑肌的功能有关，中医擅长治疗的主要是胃部、食管功能性病变所导致的呕吐。

（五）呃逆声

连续性或顽固性的呃逆，常因脑病、尿毒症、糖尿病并发酮中毒、手术长时间卧床等情况引起。还有许多严重疾病也可引起顽固性呃逆。特别值得一提的是，如果病情危重的病人出现顽固性呃逆，常常提示预后不良。

与呃逆相关的肌肉主要有中段竖脊肌、膈肌、上段腹直肌等，如果没有器质性改变，浮针常常有效。

（六）嗳气声

嗳气，古称噫气，是胃中气体上出咽喉所发出的声响。其声长而缓，是消化道疾病常见的一个症状。反流性食管炎、慢性胃炎、消化性溃疡和功能性消化不良等疾病，多有嗳气症状。消化道的平滑肌功能问题常常是嗳气声音出现的直接原因，虽然间接原因多半是慢性炎症或溃疡，但要治疗嗳气，必须对直接原因和间接原因一同治疗，这种情况我们中医常常有不俗表现。

二、闻气味

气味分为病人气味和病室气味。

闻病人气味，包括嗅口中气味与嗅排泄物气味。病室气味，是由病人身体及其排泄物气味散发。如瘟疫病人的病室充满霉腐臭气；疮疡溃烂患者，室内有腐烂的恶臭味；尿臊味，多见于水肿晚期患者；烂苹果味，多见于糖尿病酮症酸中毒患者。

总之，人体的各种声音和气味，都是在脏腑生理活动和病理变化过程中产生的，背后皆是以气血为物质基础。故在诊病、辨证时，可从声音的高低强弱，从气味的酸臭腥腐，判断出脏腑气血状态的生理和病理变化。如正常的声音是脏腑调和、气血充盛的表现，当外感、内伤引发脏腑气血失常时，就会发出异常的声音。中医认为，肺肾气足时，声音清晰洪亮，语音节律抑扬顿挫，和畅自然；若久病、重病气虚之人，往往语音低微无力，难以接续。

第三节　问诊要点

问诊"乃诊治之要领,临证之首务"(明代医家张景岳语)。慢性疾病的诊察中,问诊更加重要。

《素问·征四失论》:"诊病不问其始,忧患饮食之失节,起居之过度,或伤于毒,不先言此,卒持寸口,何病能中?"

一定要四诊合参,千万不要单纯凭脉诊,问诊尤其重要,炫耀自己的技能,不是一个好医生应该做的。请大家重视问诊,无论你是中医背景还是西医背景。门诊病人问诊的主要内容:

> **十问歌**
>
> 一问寒热二问汗,三问头身四问便,
> 五问饮食六胸腹,七聋八渴俱当辨,
> 九问旧病十问因,再兼服药参机变。
> 妇女尤必问经期,迟速闭崩皆可见。
> 再添片语告儿科,天花麻疹全占验。

(1)一般项目:包括姓名、性别、年龄、籍贯、出生地、婚姻状况、通信地址、电话号码、工作性质、来诊时间等,这些资料对疾病的诊断、预后判断、随访都很重要。

(2)主诉:病人来看诊的直接苦恼及其主要原因及持续时间。主诉非常重要,要言简意赅,是整个诊疗过程的中心。引发该病症的原因要写清楚,如果原因不清楚,也得写上"不明原因"。

(3)现病史:记述患者病后的全过程,即发生、发展、演变和诊治经过。现病史的记录要包含起病情况、主要症状特点、伴随症状、病情发展及演变、诊治经过。

以痛症为例,现病史中,要记录:①何种情况下发生的? 如晨起、扭伤、受凉、疲劳等。②疼痛部位? 需要尽可能准确。③疼痛性质? 酸痛? 胀痛? 麻木? ④症状在何种情况下波动? 天气变化、劳累程度、一天之中的某个时辰等等因素要记录在案。⑤以往的诊治过程? 含以往医疗机构的检查情况、诊断情况、治疗情况和疗效情况。⑥是否有心脏病史? 高尿酸血症病史? 糖尿病病史? 高血压病史? ⑦是否有家族史? ⑧情绪近期是否不良? ⑨以往的服药(尤其是治高血压药物)与疼痛发病之间是否有前后几天的关系? ⑩问饮食、二便情况,可以反映患者机体的一些重要信息。⑪ 如果是妇女,一定要问月经情况。⑫ 如果久病，需要问睡眠和情绪。

病史的记录尽可能把病人的原话记录下来，这些生动的记录会帮助医生记住该病例，也可以帮助病人在复诊时回顾病史。

问诊既往史、个人史要详细，有哪些因素影响肌肉气血，如基础病、个人习惯、工作性质以及体质情况等等，要提前评估沟通，这些影响因素会直接影响机体康复的时间，影响我们的治疗疗效。

复诊时的问诊也很重要，要对照和不断完善初诊资料。

随访更要注意问诊，详细记录在案。

第四节　切诊与气血

切诊主要包括脉诊和按诊。中医对切诊非常重视，因脉诊有独特的中医特色，故有人也将脉诊称为切诊。但在临床上，脉诊和按诊均有重要的指导意义，需合参诊病。实际上，我们浮针临床更重视触摸诊察（按诊）。

一、脉诊

《素问·脉要精微论》："夫脉者，血之府也，长则气治，短则气病。"

《灵枢·逆顺》："脉之盛衰者，所以候血气之虚实有余不足。"

《中藏经·脉要论第十》："脉者，乃气血之先也。气血盛，则脉盛；气血衰，则脉衰；气血热，则脉数；气血寒，则脉迟；气血微，则脉弱。"

脉诊，从古至今，每个中医人都了解很多，我们这里就不多叙述，只是想表达我们的认识：

（1）脉诊本质上是动脉血液流动和桡动脉关系的总和。

（2）脉诊是个非常好的了解气血状况的窗口。

（3）从一个很小的局部，诊察整个人体，并不是一个太值得期待

三部九候

上（头部）、中（手部）、下（足部）三部，每部各分天、地、人三候，共三部九候。

的手段。这相当于从一棵杉树的动态，去判断整个山林一样不准确，确实可以得出一些普遍性的规律，但要推理出山坳的另一边的一棵桃树的长势，可能性太小。

（4）脉诊不可能诊断出具体西医病名，例如，从脉诊就知道某人得了颈动脉斑块或左侧睾丸精索静脉曲张，那是不可信的，也无助于病人的治疗。

（5）三部九候的脉诊方法更全面。

（6）临床发现，浮针治疗后能明显改善异常的脉象。这也是浮针调整肌肉功能后气血运行得到改善的反映。

总之，脉诊是个好东西，是古代先贤千百年来的经验总结。脉诊主要反映气血的状态。脉诊的作用不可神化，临床不可独赖此诊法。

二、按诊

按诊是医生用手直接触摸或按压病人的某些部位，以了解局部皮肤的冷热、润燥，肌肉的紧张程度，以及局部肿块，或其他异常变化，从而推断出疾病部位、性质和病情轻重等情况的一种诊病方法。

按诊非常重要，无论是《内经》时代，还是现在我们的浮针人，都很倚重触摸检查。

除了触摸检查局部体温、判断肿物与皮肤的关系和性质等，浮针人使用最多的是肌肉的触摸。

患肌是在放松情况下，依旧紧张的肌肉。查找患肌对我们非常重要，无论是对诊断还是治疗。

查找患肌的方法见第一章。

望、闻、问、切四诊，各式各样，无非是用人体的不同感官，如眼睛、耳朵、鼻子、嘴巴、手指等，从不同角度收集人体不同部位的气血变化状态。实际上，都是围绕气血做文章，以气血为临床观察指标。中国先贤非常智慧，知道"盲人摸象"肯定会得出错误认识，所以需要充分发挥不同感官的功能，尽可能多地了解疾病的气血状态，而需要"四诊合参"。

《素问·阴阳应象大论》之"善诊者，察色按脉，先别阴阳；审清浊，而知部分；视喘息，听音声，而知所苦；观权衡规矩，而知病所主；按尺寸，观浮沉滑涩，而知病所生。以治无过，以诊则不失矣"，就是强调四诊合参的重要性。

《难经》的"六十一难"关于四诊曰："望而知之谓之神，闻而知之谓之圣，问而知之谓之工，切而知之谓之巧。"重视四诊合参也是中医脱虚向实的行动，当我们把肌肉功能和气血理念烂熟于胸，才能达到"神、圣、工、巧"的高超境界，大家一起努力！

关于四诊，我们觉得，医学发展到今天，我们中医学的诊断方式也应该与时俱进，不要排斥理化检查，要在望闻问切四诊的基础上加一个"查"——望闻问切查。理化检查是有必要的。因为四诊是我们了解气血状态非常好的工具，但理化检查可以帮助我们临床，至少在诊断、鉴别诊断、排除风险上有很大作用。

望闻问切查，实际上并不是我们首先提出，2010 年 3 月 24 日《健康报》上就发表过一篇文章——《现代中医应五诊 望闻问切查》。

坚守自己的诊断特色，融合现代理化检查，是新时代中医的应有胸怀和时代要求。

第八章

气血新论与辨证论治整体观

辨证论治和整体观是中医学的两大具有鲜明特色的理念,从气血新论的角度分析,我们会对辨证论治和整体观有新的认识。

第一节　气血新论与辨证论治

在讨论辨证论治前,有必要对常见的几个字词做个区分。所谓"辨",有审辨、甄别等意思;"症"指的是症状、体征,是通过"望闻问切"四诊,从病人那里得来的资料。"证"即"证候""证据",是医生从病人那里分析得来的资料,对疾病的病位、病因、病机、病势及机体抗病能力的强弱等本质有机联系的反应状态进行分析,并用中医的常用术语归纳概括起来的表述。

辨证论治,先辨证,后论治,两者是因果关系。

辨证,可以认为是"辨别症状分析证候"的缩略语,就是对所得到的症状和体征进行分析,对其气血状态进行衡量,对比正常人的状态,类比阴阳五行等哲学观念,描述这些症状和体征背后的本质特征。

论治又称施治,是根据辨证的结果,确定相应治疗方法。辨证和论治是诊治疾病过程中相互联系而不可分离的两部分。辨证是决定治疗的前提和依据,论治是治疗的手段和方法。论治的效果也可以检验辨证是否正确。

辨证论治是中医认识疾病和解决疾病的一个过程,是理论与实践相结合的体现,是理法方药在临床上的具体运用,是指导中医临床工作的重要原则。

但千万不要把辨证论治当作中医看病的唯一办法,实际上,中医诊治方法有辨证论治,也有辨病论治,有分型论治,也有对症治疗[1],中医临床认识和治

---

[1]　杨光华,赵昂之.中医临床论治常见思维模式和方法[J].中医研究,1992(04):5-7.

疗疾病,思维方法是多元的。不过辨证论治确实是现代医学没有的思维方法,并且临床行之有效,值得大书特书。故有"证同治亦同,证异治亦异"的诊疗原则。

中医学的辨证思维来自张仲景的《伤寒杂病论》,但那时的思路并非我们上面讲的证候,而是症状。从其论述"观其脉证,知犯何逆,随证治之"就可看出,文中的"证"指的是症状或体征。

我们现在说的"辨证论治"作为一个完整的词组,最早可见由清代章虚谷在《医门棒喝·论景岳书》(1825 年)中提出:"窃观景岳先生,才宏学博,平生著作数十万言……惜乎自矜博洽,少反约之功,率凭臆见,逞笔武断,不觉毫厘千里之差。虽怀济世之心,不免功过相半……景岳先生,不明六气变化之理,辨证论治,岂能善哉! 不识六气变化,由不明阴阳至理故也。"

"辨证论治"作为现代中医学一个固定术语,首次提出并令其逐渐发扬光大的是北京中医药大学的任应秋老先生,他在 1955 年第 4 期的《中医杂志》上发表了名为"中医的辨证论治体系"一文,任老先生明确提出:"辨证论治是中医临床上不可缺少的基本知识……了解和掌握辨证论治这一方法,就成为继承和发扬祖国中医药学遗产的一个非常重要的问题。"任应秋老先生的这个提法得到了很多西学中专家的认可,把凝聚了中医智慧的诊治特色用一个简练的词组表达并发扬了出来。

实际上,"辨证"就是把各种不同的症状的共性提炼出来。例如:头晕目眩、目干、视物昏花或雀盲、齿摇发脱、耳鸣、五心烦热、失眠多梦、午后潮热、颧赤盗汗、容易疲劳、肢体麻木、筋脉拘急、抽搐、面色黧黑、毛发不荣、爪甲枯脆等症状各个不同,单独处理这些病人身上不同部位采撷的症状,很不经济,很没头绪。古代先贤根据脏腑的功能,根据这些症状气血特性,用阴阳学说,高度总结为:肝肾阴虚。

然后,把从古到今临床上发现的对这一类病症有效的药物,合成一个方子,例如:杞菊地黄丸。如果还有个别在肝肾阴虚这一类病痛中不常见的症状,就随症加减。

这大致就是辨证论治的过程。辨证论治的前提条件是有共性。没有共性,就不可能得出一个证候。

各个不同的症状如何有共性? 它们处于不同部位、不同器官,甚至前后发作的时间都不完全一致!

人体身上不同部位、不同器官虽然千差万别，但都需要血液的供应（图 8-1-1），血供需要有肌肉的加持。因此，只有气血才可能影响到不同的部位、不同的器官，周身或每个区域内的器官一同生病，一起表现出近似的病态。自然界河流相通，一个区域的各种花草树木都是一损俱损、一荣俱荣，因为它们之间享有共同的河流灌溉。这种境况，在某些边塞地区能看得特别清楚，窄窄的河流两边各种各样的草木，都郁郁葱葱，远离河流的地方草木稀疏，甚至黄沙遍地（图 8-1-2）。

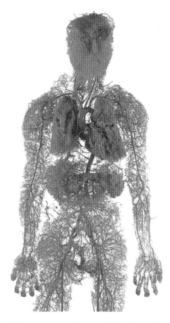

图 8-1-1　全身血液供应丰富

因此，可实现辨证论治的根本原因在于气血，在于血循环和使得血液循环得以完成的肌肉。正是因为血循环灌溉全身各部位、各器官，所以常常不同的部位、不同的器官在气血上表现出共同的特征，使得我们辨证论治成为可能，也使得我们中医人在一些方面拥有西医不具备的智慧，这也是中医整体观形成的原因之一。

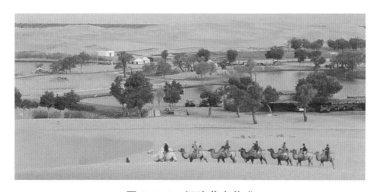

图 8-1-2　河边草木茂盛

第二节　气血新论与中医整体观

辨证论治是中医的一个特色，但并非中医的唯一方法论，相比而言，整体观念比辨证论治更能代表中医的特色。

整体观念是指中医学对于人体本身的统一性、完整性和联系性，及对人与自然、社会相互关系的整体认识。

这一整体性思维，使得中医区别于西医。

西医难道没有整体观？西医学对循环系统等的认识不是一种整体观吗？循环系统遍布周身，影响到每一个毛孔，每一个细胞，为何还不是整体观？

循环系统确实是个整体，但和整体观是两回事，因为整体观实际上在诊断上把各个局部联系在一起考虑，在治疗上也作为一个整体来考虑。西医缺乏整体观，是因为西医迄今为止不重视由于循环系统的全部或局部问题造成一个或多个局部器官的缺血或其他相关表现。明明有变化，西医为何视而不见？我们认为这与西医对临床指标的刻板要求有关系：

（1）要求指标可量化，但因为他们总是要求客观指标，而体表的变化迄今为止难以用可量化的指标呈现出来。

（2）要求指标的变化可用仪器检测出来。因为局部血环境（气血）的变化不是特别明显、迅速，影响的因素也比较多，需要细致入微地观察，因此西医不把这些气血变化当作指标。

（3）西医要求的客观指标往往检测的是一个器官，而局部血环境（气血变化）常常是多器官的、散在的，需要综合起来分析，中医才有独特的四诊合参的办法。

因此，没有指标的认定和检测，西医的治疗也就无从谈起，所以西医没有形成诊断的整体观，也没形成治疗的整体观。只局限治疗客观证据明确的病症，我们又称"见病治病"，而忽略患者体质、环境影响、疾病转归等条件和规律，特别是忽略了肌肉的功能性病症及其对局部血循环的影响，很是可惜，不过这也给我们中医一个很大的机会，尤其是有了气血新论，中医的整体观就更加扎实具体了。

气血新论吸纳了中西医学对整体观的认识，认识到人体是有机的整体，以气血贯穿之，气血约等于肌血，肌肉和血液联络了外在的形体和内在的脏器，既找到了西医学中有形的器官组织，又融汇了中医学中无形的功能，形成了兼顾结构与功能的整体观念。用此思维指导临床，为部分疾病的诊断和治疗提供了新思路。兹归纳如下：

一、骨骼力学平衡观

人体是一个平衡体,骨骼是支撑人体的支架。当局部的骨骼、关节出现变形或移位时,可能会从力学结构上破坏或重构身体的平衡,影响到其他部位的骨骼、肌肉,导致一些疾病的产生。

如一位主诉为腰痛的患者,经首次局部治疗,腰痛当场消失,复诊时说反弹迅速。再次检查评估发现,该患者行走时,左侧小腿内翻变形。二诊处理左侧腓骨肌、小腿三头肌、阔筋膜张肌、臀中肌等肌肉后,疼痛控制满意。该患者因小腿的内翻变形,为了维持平衡,下肢外侧肌群紧张,臀部肌肉、腰部肌肉也受到牵连。虽然病痛表现在腰部,但可能和下肢的力学失衡有关。

在浮针医学三辨(辨病、辨势、辨肌)中,"辨势"除了可解读为辨病势,还可以解读为辨姿势,即对患者的体态、姿势进行评估。

一位以腰痛为主诉的患者,刘玉忠医师直接处理了右侧的背阔肌,患者疼痛随之减轻大半。当时未见检查腰方肌、竖脊肌等常规嫌疑肌,而是直接去检查背阔肌。刘玉忠解释说,在观察患者走进诊室和上治疗床的过程中,发现患者有点弓腰驼背,且往右侧倾斜。这个姿势表现出其右侧背阔肌处于不灵便的状态,故初步锁定背阔肌。一针下去果然取得满意效果。

骨骼力学平衡观,背后蕴涵的思路是对姿势、体态的评估。抓住异常的体态,发现异常的力学结构,往往能为治疗打开局面。

二、肌肉协同一体观

(一)肌肉的协同运动

首先,肌肉并不是独立工作,而是协同运动的。我们的任何一个关节、肢体的运动,都不是一块肌肉单独在工作,一定有一群肌肉在工作。因此在临床上要注意,导致疾病的嫌疑肌,一般也是一群肌肉。包括主动肌、协同肌、拮抗肌等。

比如,一位腰痛患者告诉你后仰时疼痛加重,这时你该如何考虑嫌疑肌呢?能让腰部做后仰动作的主动肌,有竖脊肌、腰方肌、多裂肌;能够协同它们后仰的,还可能包括臀大肌、臀中肌、臀小肌等,称之为协同肌;在后仰的过程中为了维持稳定,一定有拮抗作用的肌肉在反向收缩,可能包括腹直肌、腹斜肌或者髂腰肌,称之为拮抗肌。以上这些肌肉都有可能是嫌疑肌,需要综合考虑。

临床上，我们对主动肌和协同肌的关注度较高，而对拮抗肌有时会忽略。遗漏了拮抗肌，不仅影响疗效，症状还容易反弹。

比如，许多腰痛的患者腹直肌都存在问题。这些患者有胃病的比例也不低。曾在北京中医药大学国医堂门诊看到腰椎间盘突出患者，一个18岁的女孩腰突症非常严重，因为这个病已经休学两年了，到处诊疗，效果也不好。符仲华治疗了5次之后，腰痛缓解很多，当时治疗的主要是左侧的腰方肌、臀中肌、腹内外斜肌等。到了第6诊，她反映说坐久了之后还是会腰痛，这次符仲华给她扎了腹直肌和左侧肱二头肌，扎完之后再反馈，腰痛完全消失了。经过这次治疗，小女孩就痊愈了。

还有一些主诉为腰痛的女性患者，其实是妇科疾病所致。如产后修复失衡、妇科炎症、子宫肌瘤等。临床上见到不少这种例子，患者并不知道自己的腰痛是妇科病所致，处理完腹直肌，患者的腰痛症状就基本消失了。如果医生问诊不详细或者考虑不到妇科问题，就会漏掉腹直肌。

肌肉并不是孤立运动的，同一个疾病往往有许多不同的嫌疑肌，疾病的发生往往也不是由单一的患肌所引起。所以，这就要求我们认识肌肉的特点，要全面考虑嫌疑肌，进而才能准确锁定责任患肌。

（二）不同类型的肌肉之间存在联系

肌肉可分为三类，平滑肌、心肌和骨骼肌。以往我们总认为，这三类肌肉是互不相干的，但在临床中，我们发现三类肌肉密切联系：体表骨骼肌和内脏平滑肌存在联系；骨骼肌和心肌存在联系。

当内脏平滑肌或心肌生病时，体表的骨骼肌往往也会出现病变，变得紧僵硬滑，弹性下降，血供减少，功能减弱，即成为患肌，或许这正是古代先贤所说"夫十二经脉者，内属于腑脏，外络于肢节"（《灵枢·海论》）的真正原因。

例如，心脏与手少阴心经的联系。《灵枢·经脉》篇对心经的描述是："心手少阴之脉，起于心中，出属心系……却上肺，下出腋下，下循臑内后廉，行太阴、心主之后，下肘内，循臂内后廉，抵掌后锐骨之端，入掌内后廉，循小指之内，出其端。"心经首先是起于心脏，而后行走于腋下、上臂、小臂、手掌的内侧。而我们在临床观察到，肌肉是这个描述中的重要环节。很多心脏疾病，往往伴随体表骨骼肌的紧张。如对于功能性心脏病，患者心经循行处的胸大肌、胸小肌、肱二头肌也常常拘缩紧张，当我们放松这些骨骼肌之后，心脏的症状也随之迅速缓解。

　　肌肉的功能约等于"气"，借助肌肉，我们用现代医学的结构阐释了中医"气"的概念。这一发现让我们在中西医两个体系里，都能畅通无阻：不仅有中医所重视的功能性（气偏重于功能性），也符合了现代医学重视的结构与功能。通过肌肉，我们融合成了中西医的整体观念，也让我们更加深刻地认识了人体的整体性。

三、血液循环整体观

　　《素问·五脏生成论》："肝受血而能视，足受血而能步，掌受血而能握，指受血而能摄。"《难经·二十二难》："血主濡之。"概括了血的营养和滋润作用。

　　我们在浮针临床中发现，改善轻度缺血部位的血液供应，可以治疗很多疾病。浮针治疗软组织疼痛的理论基石，是能量危机学说（图8-2-1）：缺血的组织或细胞处于饥饿状态，促使局部肌肉紧张，而紧张又加剧了局部血管的缺血，形成了能量危机的恶性循环。

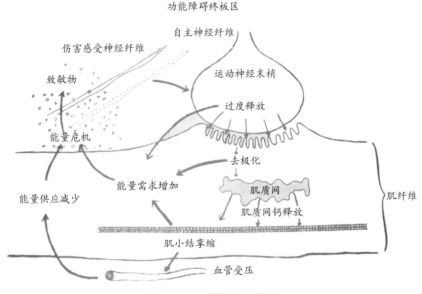

图 8-2-1　能量危机学说

　　整体观念要求我们，在治疗局部病症时，要着眼全局，要高度重视全身的血液供应情况。有时局部的患肌处理了，但由于全身的供血不够，病症依然存在。全身的血液供应情况，包括两个方面：

（一）血液循环的动力是否充足

气能行血，血液循行的动力源头是心肌，所以要重视心脏的功能，这就要求我们关注患者的心脏病史。

本书作者之一甘秀伦曾经治疗一位腰痛患者，已经连续浮针治疗三次，每次处理局部患肌后疼痛消失，处理过的患肌包括竖脊肌、臀中肌、腰方肌。但每次都是当场症状消失，到第二天症状反弹。四诊时改变思路，第一针从左侧小臂进针，腰部疼痛即刻减轻了一大半，仅余局部微微一点痛。

选左臂是为了改善心脏功能，促进供血，理由是：患者说每次洗热水澡时，随着热水从脖子上冲下来，腰痛立刻就减轻了。此时甘医生突然想起，一诊时就发现患者有心率过缓病史，但一直没有治疗心脏。一方面因患者毫无自觉症状，另一方面患者体格壮实，当然还因为每次治疗局部腰痛就消失了，故一直忽略了心脏供血问题。患者洗热水澡时，热水促进心脏和全身肌肉的舒缓，促进了血液供应，所以腰痛会减轻。由于前几诊没有改善心脏功能，心脏供血不够，局部患肌虽然松解了，但得不到充分的血液供养而不能修复，故症状总是反弹。此时改变思路从整体考虑，取得了满意的效果。

（二）血液的传输是否存在障碍

肌肉紧张或无力会影响到与之相关的血循环。许多时候，心脏功能正常，但局部依然得不到充分的血液，因为患肌压迫了血管，阻碍了血液的输送，减慢了血流的速度。

多数血管都穿行在肌肉间隙和肌肉旁，当肌肉紧张时会对穿行其中的血管产生压迫，影响血液的运行和供应。例如，股动脉、股静脉穿行在股四头肌下方，当股四头肌紧张时，会压迫血管导致下肢供血不足或者回流障碍，进而造成下肢发凉、酸胀、水肿、皮肤瘙痒、静脉曲张等症状及疾病的发生。由本书的第一章知道了这一类疾病，浮针医学称之为肌肉后病痛。

有一个全身怕冷的患者，后背怕冷很多年，夏天不敢吹空调，要把中央空调的扇叶全部封死，如果不封上是不敢进去的。在北京中医药大学国医堂门诊部，符仲华第一针扎下后，患者立刻觉得后背发冷减轻了很多，这一针扎的是肱桡肌，解决的是肱二头肌和胸大肌的问题，通过治疗胸部的患肌，来改善心肌的供血。第一次治疗之后患者怕冷的症状减轻，持续了一小段时间。第二次治疗取的是双侧竖脊肌，扎完后怕冷消失可以持续一天。从第三次开始，只扎一针，这个地方就是腹直肌，在右侧腹直肌上段进针，作用的靶点是腹主动脉,扎完患者已经没有什么问题了。第四次也只是简单处理了一下腹直肌就结束了治疗。

这个患者的治疗思路,也是从血液循环角度入手。一诊处理的是心脏,改善血液循环动力;二诊处理竖脊肌,三诊处理腹直肌,是打通血液输送的通道。血液循环动力的改善和输送通道的畅通,都是通过改善患肌而实现的。

四、能量供应整体观

脾胃为后天之本,气血生化之源。脾胃功能下降,则气血生化乏源,造成气血虚弱。气血虚弱可以理解为肌肉功能下降,血液成分缺乏,营养物质减少(血环境不良)。

浮针临床通过改善局部肌肉的能量危机,调动人体自愈力,使机体得到自我修复。但若营养的吸收和供应不够,血液里的营养成分不足,即使我们松解了患肌,改善了局部的循环,也没有充分的营养物质来修复损伤,这类患者的症状往往反复反弹、缠绵难愈。

兵马未动,粮草先行。我们要关注患者的营养吸收能力,排查其能量供应体系,更简明地说,就是消化的情况。特别是对于久病之人,消瘦者,肌力较差者,要在第一时间排查其脾胃情况;对于一些经过几次治疗总是反弹,缠绵难愈者,也应改变思路,排查一下脾胃状态。

一位外地患者,因左侧肩痛求治于国医堂。这位患者已在外地的浮针人处治疗了四五次,有点效果但总治不彻底。符仲华第一时间并没有排查肩部,而是让患者躺在床上,触摸其肚子。患者很纳闷地问:我这明明是膀子不舒服,为啥摸我的肚子?符仲华解释说,在外地治疗有效但反弹,有可能不仅仅是肩膀的问题,还要高度怀疑脾胃是否有问题。经触诊果然发现腹直肌有问题。

中医学中"百病传脾""久治不愈求之于脾胃""脾胃为后天之本"等说比比皆是,临床施药时也处处顾护脾胃。浮针治疗的靶点肌肉,更是与脾胃密切相关——"脾主肉"——脾胃功能正常,则肌肉丰满;而肌肉瘦削,功能下降,也常反映脾胃的功能下降。在浮针临床上,若是只改善局部肌肉,而不把供应能量和养分的脾胃调理好,肌肉可能依然恢复缓慢。

五、基本病史全局观

中医的整体观念中,还包含对病理反应的整体分析。浮针发明人符仲华一直提醒学生们要记病例，要对既往病史有足够的了解。病历中包含的病史有：现病史、既往史、个人史、家族史等。现病史围绕主诉，按症状出现的先后，详细记录从起病到就诊时疾病的发生、发展及其变化的经过和诊疗情况，这对系统、全面、精确而且可追溯地了解患者疾病非常有帮助。既往史是患者本次发病以前的健康及疾病情况，特别是与现病有密切关系的疾病。个人史主要关注起居生活习惯等，如对肩颈疼痛的患者要询问其工作性质，是否有打麻将等习惯，以判断该病的形成因素，以及治疗后的注意事项。

只有了解病史，才能分辨清楚疾病，判断是不是浮针适应证。浮针的适应证很明确——肌肉相关疾病。在临床上如何判断某种疾病是不是浮针的适应证，必然是通过询问病史而实现的。

只有了解病史，才能综合评判疾病的病机，知道如何下手。比如对于一个局部疼痛的病人，不仅要询问其病程，查体锁定其嫌疑肌，还应该询问有无其他病史，要明确其心脏情况、血压血脂血糖尿酸情况、胃肠道情况等等，以便确定治疗方向。假如有心脏病史，我们可能要排查一下心脏相关的患肌。血糖高者可能不利于恢复，尿酸高者当先控制尿酸。脾胃功能不好，就需要兼调胃肠。一旦排查出了相关的病史，我们下手的方向可能就会有不同，临床疗效也会得到提升。

只有了解病史，才能把握病情发展方向，知道如何截断病程以及规避风险。

我们都知道，对于肩周炎的患者，要判断处于上升期还是平台期。如果是上升期的患者，我们大概可以缩短病情发展的时间，但要与患者提前做好沟通，本阶段该疾病有症状加重的可能，非治疗之过，实乃疾病发生、发展的正常规律；在治疗时，也要多选用主动再灌注活动为主，避免再灌注活动造成新的损伤。

曾经治疗一肩胛骨疼痛的患者，疼痛范围比较固定，就在右侧肩胛骨内侧，似乎就是局部的疾病。经过前几诊的治疗，当场效果好，但第三天依然反弹。再次仔细询问病史，患者此前曾有过膝关节疼痛一年余，吃过许多西药。近一年患者还出现了胃部烧灼感。了解到这些病史就明白了，患者因为有慢性膝关节疼痛，长期吃止痛药，消化功能受到影响，营养吸收不足，故肩部恢复缓慢。此时调整方向，在局部治疗的同时，还调理胃肠道。

六、精神心理一体观

中医认为形神一体,精神与形体之间密切影响。《素问·阴阳应象大论》:"人有五脏化五气,以生喜怒悲忧恐。"五脏精气是精神活动的物质基础。

精神、情绪与肌肉的关系非常紧密。一个典型的例子是当人劳累时,情绪会差,极度疲劳时,生命的欲望会下降。临床上,肌肉问题可能会导致情绪心理异常,如焦虑、抑郁等;精神紧张时,肌肉也会随之紧张(图 8-2-2)。

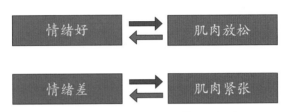

图 8-2-2　人类的疲劳与情绪正相关

（一）治疗前判断

肌肉长期处于紧张状态的患者,情绪很容易出问题。有经验的浮针人往往能迅速发现异常。沉默寡言、精神低落,这些显著异常的表现,很容易被发现;但有些人表现的不明显,或者有人会习惯性地掩饰,但也会在眼神、表情、神态方面无意间流露出几分。"望而知之谓之神",望诊是中医的基本功,也是探查患者精神心理状态的最佳方式,只要我们对患者的神态保持关注,多去观察,一定能磨炼出一双慧眼。

（二）治疗时调整

抛开一些患者本身就有精神紧张不谈,就算是正常人被针扎,也会容易紧张。心情紧张了,肌肉也难以放松,会加大我们治疗的难度。我们经常公开演示浮针。演示时最关键的是第一个患者。第一个患者没见过浮针操作,众目睽睽下,精神紧张。这个时候比治疗更重要的事,就是想办法迅速让患者放松下来,这样,后续治疗就会顺利,效果也才有保证。门诊上的首诊患者,许多也有类似的情况。

我们治疗的目标是让肌肉得到放松,先让患者精神放松下来,治疗才能事半功倍。许多优秀的浮针人都有这个本事,门诊看病就像是在讲相声,开个小玩笑,讲个小笑话,语言幽默而又到位,病人在三言两语间就"弃械投降",放松下来了,治疗效果也就更好。

同样一个病人，扎在同样的部位，可能初学者的疗效会差一些，这背后有一些综合的因素存在，比如对患者精神的把握，以及医生个人的影响力、语言方式等等。有时候，治病就像打一场战役一样，真正的交锋只是短暂的一瞬，胜败立分。但前期你已经做了无数的铺垫，把有形和无形的优势都积累足够了。

> 安慰剂效应：指病人获得无效的治疗，但却"预料"或"相信"治疗有效，而让病患症状得到舒缓的现象。
>
> 反安慰剂效应：病人不相信治疗有效，可能会令病情恶化。

其实，不仅仅是浮针临床，中医内科的临床也大抵如是。同样的方药，那些有名的老中医效果往往就好些，以前总是以为这是安慰剂效应，其实，也有这些名中医能够让病人更加相信，肌肉更加放松的原因。其实，西医的临床，尤其在治疗慢性病时，也会出现这些效果。

（三）治疗后提醒

患者的精神状态，会受到个人性格、家庭氛围、工作环境及人生境遇等各方面的影响。如果不主动调整心态，慢性疾病的治疗效果有时难以为继，影响恢复。比如有些面瘫的患者，由于容貌受损，精神压力很大，往往不愿意出门见人，宅在家里揽镜自伤。浮针发明人符仲华常常提醒这类患者，不要总在家照镜子，要走出去，要多和人聊天，要去干点事情，要多想自己以前的容貌，将来的自己依然如故。这样有助于转移注意力，放松心情，对于肌肉的恢复很有帮助。

关于中医整体观，以上是不完全的概括。此外，还有对不同年龄、体质采取不同的干预措施，对不同疾病制定康复训练方式，对患者不良生活习惯提醒等，在患者恢复的过程进行全局把控的整体观。

当然，坚持整体观，也不可偏执。要处理好整体与局部的关系，认清主要矛盾是在局部还是整体。并非所有矛盾都需要扩大到整体。许多时候，主要矛盾只是在局部，处理局部即可解决问题。这时如果再从整体去治疗，反而是缘木求鱼，很容易混淆我们的思路。

借助"肌血–气血"这一气血新论，我们搭建了汇通中西医的整体观念。这种整体观念，既能阐释中医学的功能性整体论，又能契合现代医学的结构性整体论。将中西医的整体观念揉为一体，让我们对人体生理有了更新的视角。

第九章

针灸养生现象新解

本章我们根据浮针医学的一些临床经验和气血新论,对针灸学的一些概念和常见现象做出剖解,属于个人见解,请大家批评指正。

第一节　穴位与进针点

在现代中国,恐怕没有哪个古代医学名词能像"穴位"一样在老百姓中耳熟能详。穴位应该比经络还普及:按着痛处,这痛处就常常被称为穴位;看着皮肤颜色异于常处,这地方也常被认为是穴位;只要局部用非注射针刺法,这部位就叫穴位。中国人估计个个都知道穴位,可以说,穴位深入到每一位中国人的心里。但奇怪的是,人人都知道,但是又讲不清,就是很多专业针灸从业者,也难以阐明穴位的根源和机理。这个现象实在是有点匪夷所思。

穴位之所以能够如此大规模地普及,可能与中医早已渗透在人们的生活中,养生话题越来越受重视有关,武侠小说及其连续剧的风靡,也是形成这种现状的一个重要原因。

虽然普及,可是深入追问,穴位是什么? 很多人就会陷入迷茫,包括浮针发明人符仲华。这个本科、硕士生阶段都以针灸为专业的人,在第一军医大学当老师时,教的也是针灸——即便是长期以针灸学为专业的人,谈到穴位,依旧会发怵,怕经不起追问。

经不起追问,真是"穴位"这个概念的命名。圆形? 椭圆形? 是立体的还是平面的? 多大? 多深? 是病理状态的概念,还是生理状态的概念? 是形态的概念,还是功能的概念? 有哪些物理和化学的特性? 是否有特异性? 如果有,其特异性是否可以检测出来?

多年前符仲华在原第一军医大学教授针灸学,他说:"很享受教学的时光,但心里还是没底，如果有学生这么问我这些问题，真的无言以对。"

现在想起来，真是有点后怕，如果有学生这么追问，肯定会让老师难堪。这些年来，这个后怕时不时地出现在符仲华的脑子里，让他觉得一定要说出自己的思考，因为估计也有很多教师有他这样的后怕。

从文献中，我们可以感觉到穴位含义是随着医学历史发展而不断改变的，从其名字和数量的纷繁复杂中就可以得出这个认识：

《黄帝内经》关于穴位的名称有很多："节""谷""骨 空""气 穴""溪""气府"等。《针灸甲乙经》中叫"孔穴"，《太平圣惠方》称为"穴道"，《铜人腧穴针灸图经》记载为"腧穴"。

> 对人体表面的认识，古人能够看到的、感受到的，今人也可以看到、感受到。

《灵枢·九针十二原》认为穴位不少，和一年的天数一样多，说："节之交，三百六十五会。"《素问·气穴论》说："肉之大会为谷，肉之小会为溪，分肉之间，溪谷之会。"

因此，大家不要被教材上的穴位概念羁绊，认为中医穴位的定义或认识就是一成不变的，就是人体身上固定的"点"。

其实，前辈们已经有不少创新认识。《行针总要歌》说，"人身寸寸皆是穴"。《新针灸治疗学》说，"周身到处皆是穴，幸勿局限十四经"。

因为穴位概念不一，含义不同，要得出一个共识相当困难，要讨论穴位的诸多要素相当困难，没有办法深入研究，这是我们现代针灸学发展不快的一个重要原因，也是很多浮针人不愿意深入探讨穴位的重要原因。

不过，有一个共识可以建立：对机体现象的观察，古人和今人应该是一样的，或者极其相近。《史记》所载扁鹊有"视病，尽见五脏症结"的功能，这只是个玄妙的传说。但我们现在看到的体表青筋暴露，古代人应该也看得见；我们现在听到的疼痛、压痛后的呻吟声，古人也能听得到；我们现在能够用指腹感受到的异常，古代人也能感受到。也就是说，古今医家对人体体表的大略观察，应该差别很小。有了这个共识，我们就知道"穴位"这个观念是物质的，不完全是文化的产物。

下面论述一下我们对穴位的认识。

现在教材上的"穴位"，是两种概念的混合。一个是病理反应点，另外一个是进针点。造成这种合二为一的情况，应该是因为：

　　一般情况下,进针点就在病理反应点(这个用词并不十分恰当,多数情形下,指的是痛点)上,也就是说,哪里有问题,针就扎到哪里! 这和现在很多西医的思维习惯一样:干预那些有问题的地方。

　　虽然《内经》时代已经有进针点不在病理反应点上的例子,例如:扬刺(图9-1-1),《灵枢·官针》:"扬刺者,正内一,傍内四,而浮之。"对着痛点中央扎一针,再在四周各扎一针,针尖斜向中央。四周的进针点很难说是在病理反应点上,因此,这四周的进针点算不算穴位?《内经》中没有展开讨论,我们后来也把这些内容作为刺法去研究,而没有去探究这些进针点是否是穴位。

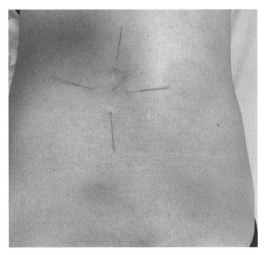

图 9-1-1　现代针灸医生采用类似"扬刺"的针法
(西安北环医院田亚丽医师供图)

　　因此,穴位既是病理反应点,也是进针点。穴位这个观念,是统一了病理反应点和进针点两个含义的。这样做的好处,大家好理解,简单好操作。

　　但即使合二为一,也有必要在概念上分清楚,让读者知道这个"穴位"具有双重特性,具有病理和生理完全不同的特征。必须分清,条分缕析,这样在逻辑思维上清晰一点。此外,现在临床上还有很多时候,并不在病理反应点进针,例:《内经》中的直针刺、旁针刺、扬刺等等,现代针灸学中的腕踝针、芒刺、第二掌骨针刺法、眼针、腹针、脐针等等,常常不在局部针刺。

　　前面说过,把穴位的两个特征混在一起,与哪里有问题就处理哪里的思路有关。近代以来,一些西医的思路更强化了这种习惯。西医习惯于发现问题,哪里有问题就把药物送到哪里去,把手术做到哪里。这些习惯与中医学的整体观并不一致，这也是中医高明的一个原因。

今天的我们，必须把穴位的这两个属性分离，才能对穴位的研究深入，才能对临床有指导价值，摆脱哪里有问题就处理哪里的习惯，这些习惯经常仅仅是习惯，而不是科学认识。

在不同的情况下，病理反应点和进针点的两个特征，有时病理反应点的特征表现得多一点，有时进针点的特征表现得多一点。

主要体现病理反应点特征的："揣穴"的"穴"，指的是病理反应点，"阿是穴"也多半指的是病理反应点。

主要体现进针点特征的：例如，头部穴位或耳穴，其实多数情况下没有病理反应点的特征，多仅指进针点。

因此，学术界在讨论穴位的特性以及穴位的深度、层次、范围等问题之前，首先应厘清思路，而不是一直含混下去。这些基本词汇的内涵没有搞清楚，就会造成每个人都有不同的理解，每个人都觉得自己是正确的。一直含混下去，一直争论下去，但一无所获。当务之急，需要大声地疾呼：把穴位的病理特征和生理特征区分开来。当我们要找病理特征时，撇开生理特征。要确定进针点时，严格区分病理特征。只有这样，老师们才能更好地交流，学生们才搞得清所以然，针灸学才能不断进步。

因为上面的理解，在浮针临床上，我们使用"进针点"这个词，而不用"穴位"这种表述，是希望同行加深对穴位的认识，希望同行在非经脉穴、非阿是穴等部位进针时，不要再使用穴位一词，不要在还没有了解穴位这个词汇的意义时就不明就里地随便使用，造成公众的混淆，对针灸发展不利。

穴位 ≠ 进针点

第二节　教材常用配穴法

针灸教材中，介绍了很多常用配穴方法，选取两个以上具有协同作用的腧穴加以配伍应用。配穴方法有很多，例如表里经配穴、远近配穴、上下配穴、前后配穴和左右配穴等，常用的是后面四种，我们试从浮针医学理论的角度进行剖析。

一、远近配穴法

远近配穴法，即针灸临床中，"近部选穴"与"远部选穴"配合使用的方法，如面神经麻痹用阳白、地仓，是近取法；取合谷、外关是远取法；胃痛，近取中脘、梁门；远取内关、足三里、公孙等。这种近取、远取相结合的方法，针灸临床称为远近配穴法（图9-2-1）。

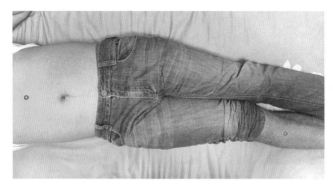

图 9-2-1　传统针灸治疗胃病时，常常远近配穴
（西安北环医院田亚丽医生供图）

远近配穴法与浮针的远程轰炸相似。所谓远程轰炸，指的是在一个区域或一条纵行带上出现两个或两个以上患肌时候，浮针医生常常先从远端选进针点。这种从远端治疗的方式常常是遵循"手电效应"（图9-2-2）。手电效应是指：距离远时，影响的程度越小，范围越大；相反，距离近时，影响的程度越大，范围越小。

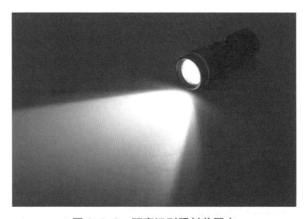

图 9-2-2　距离远则照射范围大

颈椎病或"坐骨神经痛"等病痛会有多个患肌（图9-2-3）。如果想用尽可能少的进针点就最大程度地解决大片问题，最好的方法是先从远处进针。如果从远处没有解决全部问题，再从近处更有针对性地进行治疗。这种先远后近的方法浮针临床上常常使用，从一个侧面证明，针灸学中的远近配穴法在临床上有很好的实用价值，背后蕴含着重要的科学道理。

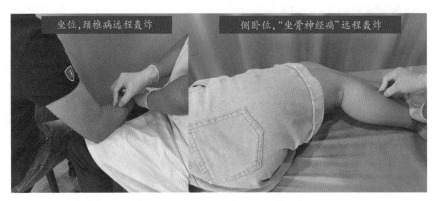

坐位，颈椎病远程轰炸　　　　　侧卧位，"坐骨神经痛"远程轰炸

图 9-2-3　颈椎病、"坐骨神经痛"浮针经常远程治疗

二、上下配穴法

上下配穴法是以前针灸教材上常常介绍的方法，是指将腰部以上腧穴和腰部以下腧穴配合应用的方法。上下配穴法，如治疗胃痛，可上取内关，下取足三里。八脉交会穴配合也是上下配穴法，如列缺配照海（图9-2-4A），内关配公孙（图9-2-4B），外关配临泣，后溪配申脉。这种上下配穴法在教材上经常提到，但临床似乎用得并不很多。

因首见于元代窦汉卿的《针经指南》中，八脉交会穴又称为"窦氏八穴"。明代刘纯《医经小学》卷之三首载"经脉交会八穴"一首：

公孙冲脉胃心胸，内关阴维下总同。

临泣胆经连带脉，阳维目锐外关逢。

后溪督脉内眦颈，申脉阳跷络亦通。

列缺任脉行肺系，阴跷照海膈喉咙。

这种在一个病人的一次治疗中，上下进针点都用的情况，浮针医学上用得并不多，主要在两种情况下使用：

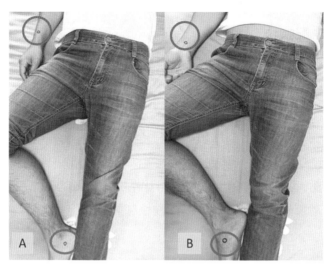

图 9-2-4 上下配穴法

（西安北环医院田亚丽医生供图）

第一种情况，发生在腹部，尤其是上腹部的肌性内脏病痛，如：慢性胃炎、慢性胃溃疡，既可以在患肌同侧的上臂选取进针点，也可以在下肢选取进针点。

第二种情况，因为血管是个密闭的管道结构，是个整体，一个地方流速慢了，就会影响整体的流速，从而影响到血液的敷布，尤其是大动脉，如果大动脉因为各种原因，流速不畅，其他地方也就受影响了（图9-2-5）。因此，浮针治疗时，尤其是对年龄大、体质虚弱、病程长、病情复杂的患者，经常不仅仅要治疗邻近的相关患肌，还得检查、治疗其他较大动脉邻近的患肌。例如，治疗中老年妇女盆腔病痛时，在治疗下肢或腹部患肌时，还需要注意经常要触摸躯干上段或颈项部大动脉旁边的肌肉，看看是否处于患肌状态，如果是，就需要治疗。

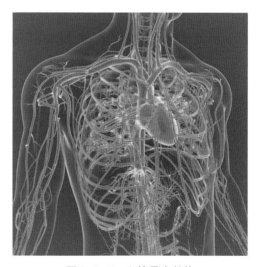

图 9-2-5 血管是个整体

三、左右配穴法

左右配穴法是指选取肢体左右两侧腧穴配合应用的方法，在针灸治疗面瘫时经常应用，如左侧面瘫，取左侧颊车、地仓，并配合右侧合谷等。《内经》中的"巨刺""缪刺"即属此类配穴法。

浮针临床上，因为功能代偿的原因，长病程的慢性病症经常会出现两侧同名肌肉都出现患肌现象，例如，一侧膝盖久病不愈，另外一侧膝盖也容易出现问题。因此，我们浮针诊治时，需要注意左右的同名肌肉，这种左右诊治的方法在处理顽固性面瘫、股骨头坏死、慢性膝关节骨性关节炎等病症时常常使用。

四、前后配穴法

选取前后部位腧穴配合应用的方法称为前后配穴法，又称"腹背阴阳配穴"，有时也称为俞募配穴法，《灵枢·官针》中称为"偶刺"，同时或先后使用躯干前面的募穴和躯干后面的俞穴。例如，胃痛前取中脘、梁门；后取胃俞、胃仓。

在浮针临床中前后同治的现象常有。我们发现，如果某个疾病的病程稍长，前后的拮抗肌常常互为影响，例如，哮喘病症，患肌常出现在后背的上段竖脊肌、菱形肌，前胸的胸大肌、胸小肌；胃肠病症，患肌常出现在前面的腹直肌、后背的竖脊肌等。诊治时，浮针医生常需要前后顾及，协同诊疗。

第三节　标本根结理论

十二经脉，手三阴经，从胸走手；手三阳经，从手走头；足三阳经，从头走足；足三阴经，从足走腹（胸），这是大家都知道的。十二经脉由此如环无端，周而复始。

但是，早于《黄帝内经》的从长沙马王堆出土的《足臂十一脉灸经》和《阴阳十一脉灸经》就很不一样，多起于四肢末端走向头身，循行路线短，少有支脉，有脉而无穴，且无脏腑络属、表里配合。

《十一脉灸经》中的"起于四肢末端"，与《内经》中的经脉"循行"截然不同。应该说，《内经》的经脉循行更具美感，对称流畅，"一气呵成"。但人们发现，在四肢针刺常常可以治疗远距离的病痛，四肢针刺的概率多过躯干部位的。这种四肢多用的临床现象与平铺直叙经脉循行的理论并不一致,如何解决这个矛盾? 这难不倒《内经》的作者们,他们提出了五输穴理论,提出了标本根结理论。

所谓根结标本理论,简要地说,就是:根与本为四肢部位;结与标为头、颈和躯干部位。通俗地说,就是四肢部位重要!

> 《内经》经脉理论与临床实际并不完全合拍,需要打补丁。"根、结、标、本"理论就是补丁。

奇怪啊,这个标本根结理论与我们的日常生活经验完全不一样,人人都知道头、颈、躯干重要性高过四肢啊。遭遇危险,每一个人,都会首先保护头部、躯干,然后才是四肢。这是我们在人类进化过程中得出的经验,这些经验已经深入到我们的基因里了。即使从来没有撞过头,一遇危险,我们都知道保护头。这种意识已经超越语言,超越教育,成为我们的本能反应。

按照这个常识,用"根结"来说,头部、躯干应该属于"根",四肢才是"结"啊。用"标本"理论来说,头部、躯干应该属于"本",四肢才是"标"啊。传统医学理论和我们的生活体会完全相反,是什么原因?

传统针灸学有五输穴理论,来自《灵枢·九针十二原》篇:"五脏五输,五五二十五输……经脉十二,络脉十五,凡二十七气。以上下所出为井,所溜为荥,所注为腧,所行为经,所入为合。二十七气所行,皆在五腧也。"简单地说,就是人体肘、膝关节以下有五种重要的穴位:井穴、荥穴、输穴、经穴、合穴(表9-3-1)。

表 9-3-1　五输穴表

六阴经		井(木)	荥(火)	输(土)	经(金)	合(水)	六阳经		井(金)	荥(水)	输(木)	经(火)	合(土)
手三阴	肺	少商	鱼际	太渊	经渠	尺泽	手三阳	大肠	商阳	二间	三间	阳溪	曲池
	心包	中冲	劳宫	大陵	间使	曲泽		三焦	关冲	液门	中渚	支沟	天井
	心	少冲	少府	神门	灵道	少海		小肠	少泽	前谷	后溪	阳谷	小海
足三阴	脾	隐白	大都	太白	商丘	阴陵泉	足三阳	胃	厉兑	内庭	陷谷	解溪	足三里
	肝	大敦	行间	太冲	中封	曲泉		胆	足窍阴	侠溪	足临泣	阳辅	阳陵泉
	肾	涌泉	然谷	太溪	复溜	阴谷		膀胱	至阴	通谷	束骨	昆仑	委中

从五输穴详细理论,就知道在传统针灸学中,肘、膝关节以下比头、躯干重

要、常用,原理何在? 而且,这不仅仅是在传统针灸里,浮针临床也这样。

浮针人都知道,在治疗头颈、躯干部位疾病时,也常常从远端进针。

传统针灸、浮针都经常从四肢远端着手,都强调远程效应。什么原因?

一、根结标本理论

传统针灸认为,"根"和"结"是指十二经脉之气起始和归结的部位。"根"是经气所起的根源处,为四肢末端的"井穴";"结"是经气所归的结聚处,在头面、胸、腹的一定部位和器官。《灵枢·根结》:"太阳根于至阴,结于命门,命门者目也;阳明根于厉兑,结于颡大,颡大者钳耳也;少阳根于窍阴,结于窗笼,窗笼者耳中也;……太阴根于隐白,结于太仓;少阴根于涌泉,结于廉泉;厥阴根于大敦,结于玉英,络于膻中。"《灵枢·根结》虽只论述了足六经之"根",后世医家根据井穴与头面胸腹的关联,提出了"四根三结",即四肢井穴为"四根",头、胸、腹三部位"三结"。根结理论说明了肢体末端、头胸腹之间的经气活动上下联系,"四根"对"三结"部位病症具有主治作用,与《肘后歌》所说的"头面之疾针至阴"和著名的四总穴,即"肚腹三里留,腰背委中求,头项寻列缺,面口合谷收"有类似之处。

《灵枢·根结》除了论述足三阳、足三阴经的根结部位,还论述了手足三阳经的"根、溜、注、入"部位。根、溜、注、入,是指手足三阳经脉气出入流行的部位。"根",是经气所起的根源处,为"井穴";"溜"是经气所流经之处,多为"原穴"或"经穴";"注",是经气所灌注之处,多为"经穴"或"合穴";"入",是经络之气所进入之处,上部为颈部各阳经穴,下部为"络穴"。手足三阳经之根、溜、注、入与十二经脉五输穴之"所出为井,所溜为荥,所注为腧,所行为经,所入为合"完全一致。

"标"和"本"是指十二经脉之气集中和弥散的部位。《灵枢·卫气》:"足太阳之本,在跟以上五寸中,标在两络命门,命门者,目也;足少阳之本,在窍阴之间,标在窗笼之前,窗笼者,耳也;足少阴之本,在内踝下上三寸中,标在背腧与舌下两脉也;足厥阴之本,在行间上五寸所,标在背腧也;足阳明之本,在厉兑,标在人迎、颊、挟颃颡也;足太阴之本,在中封前上四寸之中,标在背腧与舌本也;手太阳之本,在外踝之后,标在命门之上一寸也;手少阳之本,在小指次指之间上二寸,标在耳后上角下外眦也;手阳明之本,在肘骨中,上至别阳,标在颜下合钳上也;手太阴之本,在寸口之中,标在腋内动也;手少阴之本,在锐骨之端,标在背腧也;手心主之本,在掌后两筋之间二寸中,标在腋下下三寸也。"

标本理论讲究本经脉首尾相应,但多强调部位的作用,不强调是哪一个穴,文中可见"之中""之间""之端""所"等记述,并没有直接谈到具体的腧穴,反映了古代医家强调以部治病的观点(这个特点在浮针医学中发挥得更明显)。从上文来看,标本皆为分布部位较大的区,从选穴看可以理解为一个腧穴。

标本理论与根结理论两者都是以经气流行阐述四肢与头身之间的相互关系,借以说明四肢肘、膝关节以下的部位,对头颈、躯干、内脏病变的治疗作用的机制。可惜标本理论重视部位的理念没有得到发展,被具有固定位置的五输穴取而代之,造成这种情况的原因可能是因为传统针灸大多是垂直进针,用皮肤上的一个点(穴位)来定位最方便。

二、浮针疗法的"远程轰炸"

当触摸检查到较多患肌时,除了在患肌局部周围选取进针点进行治疗外,还经常在邻近四肢、肘、膝关节以下选取相应的进针点先行治疗。针尖对准患肌群,像这样远端进针可以最大程度上消除患肌,从而减少进针次数,提高治疗效率,这种方法与在上一节提到的"远程轰炸"一样。作战时,先用轰炸机、远程大炮、火箭轰炸敌群。

当患肌范围较小、数量较少时,进针点靠近患肌;患肌范围较大、数量较多时,进针点与患肌群间距离应较远。例如颈椎病,当患肌只有颈夹肌时,进针点就可以选在颈夹肌周围;当患肌分布在颈、肩、上臂时,就可以在前臂确定进针点先行治疗,通过浮针扫散操作刺激皮下层去影响颈、肩、上臂的患肌群。

值得注意的是:①前臂进针点局部可能并没有患肌,只是在该处进针能更广泛地影响上部患肌以达到最好的治疗效果;②进针点不需要考虑传统经络的走向、腧穴的位置,只要求针刺点在前臂的掌侧、针尖朝向患肌群,因此浮针进针点看起来较五输穴"随意"很多,但这并不妨碍疗效。按照根结标本理论,浮针进针点区域则属于"本"部,颈项不适则为"标"部,浮针进针点的"随意性"更能证明"本"部不应是固定的腧穴,而是一个治疗区域;③传统针灸人按照经络理论施行浮针疗法时,容易按照经络循行的部位或方向操作,这是一种便捷而且常常很有效的一种办法,但从浮针理论看来,这并不是唯一的办法,还有其他几乎无数的选择。

写到这里,大家可能清楚一些了,我们浮针医学中的远程轰炸与传统医学的根结标本理论基本一致。

远程轰炸是浮针医学从临床上不断总结出来的。

两千多年前,古人就把标本根结理论总结出来了。

大家想想,是否觉得特别骄傲?!

第四节 运动针灸和董氏奇穴的动气针法

从 2010 年开始,浮针疗法有了一个好伙伴:再灌注活动。

再灌注活动是指患者自己用力(包括自身重力)或者医生协助患者用力使得患肌局部动脉压力短时间内增加,然后释放,使得血流的速度较平常大幅增加,流经范围扩大,这样的主动或者被动活动有利于缺血局部的修复。

浮针医学中,常用的再灌注活动经常这样实施:医生右手一边浮针扫散,左手一边指导或者给病人正在收缩的相关肌肉施加负荷。简言之,边针刺,边负荷活动。

从 1996 年到 2010 年,浮针都是单干,没有配合的动作,只是皮下针刺后扫散,没有小伙伴配合协作。

2010 年前,为了舒缓扫散时病人的紧张情绪,也为了将进针点和病痛部位之间的皮下层放松,发明人符仲华使用类似晃动的辅助动作。例如:治疗颈椎病时,时常在前臂进针扫散,在扫散时经常托住病人肘关节,活动其上肢,如图 9-4-1。现在网络上搜索以前的操作,还可以找到当时的视频。

经常这么做,就发现边扫散边活动的做法,不仅仅可以舒缓病人的情绪,还可以大大提高浮针治疗的效果,疼痛缓解的速度加快,关节活动度改善的速度也加快。一开始,觉得奇怪,以

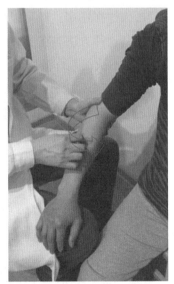

图 9-4-1 再灌注活动发明前,扫散时常用的辅助动作

为或许是偶然现象,后来这种情况频繁发生,这就让符仲华很好奇这种现象背后的原因。在 2010 年写作《浮针疗法治疗疼痛手册》的操作辅助动作时,这个

好奇更加让符仲华难以释怀。一天,当符仲华将手握拳再放开时,看着手掌皮肤颜色的变化,心里忽然有了豁然开朗的感觉:手指反复握拳－松开的动作可以使得组织不断地充血,同样,我们较大幅度地活动病痛局部也可以使得局部组织不断地得到血液灌注(图9-4-2)。

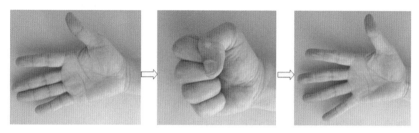

图9-4-2　握拳前后手掌血色的变化

当相关肌肉收缩时,造成紧张肌肉内局部缺血,周边动脉压力增加。握拳几秒钟后,松拳,肌肉舒张,周边动脉压力释放,局部充血得以改善,这样重复的舒张和收缩,使得局部较静止状态更能得到血液灌注,从而改变原来的缺血状态,使得软组织功能障碍得以快速恢复。

一开始我们使用再灌注活动时,并不精准,较为盲目,现在我们逐渐完善,操作更有针对性,经常可以针对一块肌肉,甚至一部分肌纤维,进行再灌注活动,临床效果也不断提高。

从有再灌注活动这个名词开始,才过十年。应该说,这是个新方法。不过,说实在的,其实我们针灸界已经运用这个方法很多年,只是都是经验性的使用,没有了解其原理,也没有明确靶点,有点可惜。在不同的针灸流派里,这种再灌注活动方式有不同的称谓。

先谈针刺。在传统针灸,临床医生更多地把这种方法叫作运动针法,读者如自行检索一下,一定会发现数量巨大的相关文献。也就是说,临床有相当多这样的方法,有时,我们已经不自觉地使用了运动针法,或者使用后没有深入研究,只是笼统地认为运动局部可以活血或者引导经气。虽然用得不少,但高等中医药院校的针灸教材一般不介绍这个方法,可能的原因是针灸界对这些方法没有理论指导,没有形成共识,更没有深入研究。虽然教材上见不到,可是临床带教老师经常会教我们使用,例如:急性腰扭伤的治疗,医生们常常在人中、印堂、后溪、合谷、腰痛点、曲池这些穴位中选取一个,一边针刺,一边让患者活动腰部。

再谈灸。有一种灸法，叫运动灸，又叫作运动按灸法，是现代针灸工作者在雷火灸、太乙针（又称太乙神针）的基础上研制出来的一种隔布实按灸法。与传统的雷火灸等灸法相比，本法在按灸过程中融入了旋转揉按等手法，通过在穴位或者病痛点的运动，使艾火更加具有渗透力，故灸感反应迅速，疗效较常规方法提高[①]。这种边艾灸边运动的方法临床上也有大量运用。

再谈董氏奇穴。有一种针法叫"动气针法"，也叫引气走经针法[②]。在《董氏奇穴针灸学》（杨维杰著，中医古籍出版社，1995 年版）有如下描述："具体操作如下：（一）先决定针刺穴道。（二）进针后有明显酸麻胀痛等感觉时，即为得气现象。然后一面捻针一面令患者患部稍微活动，病痛便可立即减轻，表示针穴与患处之气相引，达到疏导及平衡作用，可停止捻针，视情况留针或出针。（三）如病程较久，可留针稍久，中间必须捻针数次以行气，可令病患再活动患部引气。（四）如病在胸腹部，不能活动，可用按摩或深呼吸，使针与患处之气相引，疏导病邪，例如治胸闷胸痛，针内关，然后令患者深呼吸，可立刻舒畅。"可见，董氏奇穴之动气针法也非常强调一边针刺操作一边活动局部。[③] 这个"动气针法"，我们认为，实际上就是不精确的再灌注活动。

第五节　针刺麻醉的可能机制

本来在这本书中不想写针刺麻醉的，因为针灸教材中多数不讲，针灸医生日常少用，而且我在这方面几乎没有研究，写出来的东西很难准确。但后来觉得，针刺麻醉是很多人经常问我的一个话题，浮针擅长治疗疼痛，与针刺麻醉很容易混为一谈，现在不写出来，以后不知道还有没有心境如实表达我的想法，还是写出来，请大家批评指正吧。

"针刺麻醉"通常被认为是应用传统针灸的方法：手捻针或者电针，在某一个或者多个穴位进针达到一定深度，不用或少用化学麻醉药物，达到镇痛的目的，使患者可以接受手术治疗（图 9-5-1）。

---

① 庞根生,薛亮.运动灸治疗腰椎间盘突出症 160 例 [J].河北中医,2005(10):763-764.
　王迎,马兆勤.运动灸法及其临床应用 [J].针刺研究,1997,22(3):234.

② 罗平,阮建蓉,魏会东.引气走经针法探析 [J].针灸临床杂志,1996,12(10):19.

③ 晏小霞.董氏奇穴之动气针法体会 [J].中国针灸,2005(S1):148-149.
　向开维,张明顺,彭科志.动气针法治疗老年病举隅 [J].贵阳中医学院学报,2006,28(4):28-30.

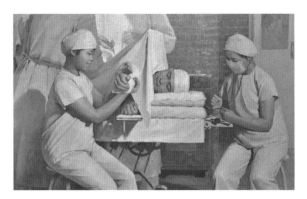

图 9-5-1　早期针刺麻醉

了解针刺在临床上能有效治疗痛症后，1958 年 8 月 30 日上海第一人民医院首次在扁桃体摘除术中采用针刺双侧合谷穴的方法，在没有使用任何麻醉药物的情况下顺利完成

> 针刺治疗的是已经发生的病痛。

手术并获得成功，消息发表于当年 9 月 5 日上海《解放日报》。而后，又有多地多次成功的例子，1971 年 7 月 19 日，新华社报道了针刺麻醉消息，引起了震动。同年，7 月 26 日，美国著名记者 James Reston 在《纽约时报》头版发表的文章 *Now, About My Operation in Peking* 和第 6 版的文章 *Now, Let Me Tell You About My Appendectomy in Peking*，介绍了他自己在北京采用针灸治疗阑尾炎术后腹痛腹胀的经历，引起了国际上对针灸的兴趣[①]。1972 年，尼克松访华，尼克松本人及其代表团先后参观了针刺麻醉下进行的甲状腺切除手术和肺叶切除手术，从而以针刺麻醉为契机，在国际社会掀起一股针灸热潮，推动了针灸走向世界。[②] 其实，1971 年 James Reston 的术后腹痛腹胀的针灸治疗和 1972 年的针刺麻醉完全不同，前者是术后的、围手术期的，是治疗已经发生的疼痛，后者是手术中的，是预防即将要发生的疼痛。但记者们不了解其中的巨大区别，把两者混为一谈。当时美国以及整个西方世界都对封闭了二十多年的中国很好奇，这两件事情造成了巨大轰动，我们国家的很多单位都投入到针刺麻醉的研究中。迄今为止，当年的针刺麻醉研究依旧对针灸研究有很大的推动作用，现在针刺研究的思路方法都可以在当年的研究中找到影子。针刺麻醉诞生 50

① 　金达洙. 针灸在美国的历史现状研究及其前景展望[D]. 南京：南京中医药大学，2011.

② 　吴佐忻. 赠送给尼克松的国礼——《中国针刺麻醉》[J]. 上海中医药杂志，2006，40(3)：44.

年时对针刺麻醉研究有过这样的评价[①]:"针麻的研究是迄今历时最长、参加人数最多、覆盖面最广、样本数最大、检验最严格的针灸现代研究,几乎所有的针灸现代研究都能从其中找到进一步研究的起点和台阶,随着时间的推移和学术的进步,人们将会不断从中获得新的发现和新的启迪,它的意义也将远远超出麻醉与手术,超出针灸。"

但是,针刺麻醉在现在麻醉界用得越来越少,针灸界用得也少。为什么会这样呢?我想不外以下两个原因:现代麻醉药越来越进步了,芬太尼类麻醉药的发明以及现代手术监控设备使得临床麻醉省事又安全;针刺麻醉的效果不是很好。

> "针刺麻醉"这个词不准确,不该提倡。

笔者认为,针刺麻醉这个在特殊年代产生的方法还是有不少问题的,甚至"针刺麻醉"一词概念也不清,误导严重。为什么要这么说呢?

> 针灸几千年,没有看到过有针刺麻醉作用的记载。

麻醉通常是指用药物使患者的感觉神经某个环节的功能在一定时间内丧失,患者整体或局部暂时失去感觉,以达到没有疼痛知觉的目的。麻醉是使人体失去感觉(中枢神经或周围神经),作用都是短暂的,是可逆性的功能抑制,特点是感觉的丧失。

针刺到底能不能起到麻醉作用呢? 基于上述对麻醉定义和功能的理解,针刺很明显一定不具有麻醉作用,因为:

(1)针刺使得原来存在的病理性疼痛消失后,如果立即再用针刺、火烫等物理刺激,局部还会产生刺痛感或灼痛感。

(2)针刺如果可以起到麻醉的作用,那么我们在进针的时候或者进针后旁边一定范围内再进针时,患者应该不会感觉到酸、麻、胀、沉等所谓得气的感觉,然而实际上还是会发生。

> 无数经验告诉我们,针刺后,即使病痛消失了,再针扎局部,局部依旧有刺痛,与没有扎针的对侧一样有针刺产生的刺痛。

---

① 黄龙祥. 针刺麻醉 50 年:超越麻醉与手术[J]. 针刺研究, 2008, 33(6):363-365.

（3）麻醉是有时效的,过了一定时间这种效果就会消失,而针刺常常都有远期效果,如果没有远期效果,针灸存在几千年就不可想象。

（4）如果针刺可以影响感觉中枢或者周围感觉神经,起到麻醉的作用,那么这种作用还应该影响到神经分布的远端区域,实际上,我们的临床从没有见到,也就是说,不仅仅局部没有麻醉作用,远端更见不到。

因此,所谓"针刺麻醉"于理不通。人们把针刺使得原先存在的病理性疼痛程度减轻或消失误解为麻醉了。麻醉实际上是预防将要出现的疼痛。两者虽然都针对疼痛,却截然不同（图9-5-2）。

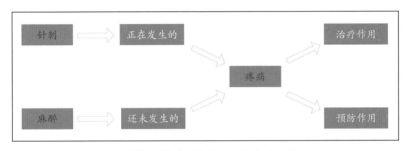

图 9-5-2　虽然同样对付疼痛,针刺和麻醉却截然不同

基于上述认识,我们反对用"针刺麻醉"一词:

（1）抹杀了针刺的长期效果。

（2）误导了科研界,使得科研界一味地从神经系统,尤其是高级中枢,研究针灸,这种情况,可能南辕北辙。

我们的理解是,针刺并没有影响到感觉神经,因为针刺后所有的皮肤感觉都存在,没有发现过感觉缺失或很明显异常的情况。针刺时产生刺痛、酸胀、沉重等感觉,恰恰证明感觉神经功能正常。因此我们可以得出结论:针刺对神经的功能,至少是感觉神经的功能,影响很小或者说没有。除非刚好用大号针扎到神经,造成神经支配区域出现麻木或者感觉障碍。

> 除非直接扎到神经,针刺对神经的功能没有影响,无论是运动神经还是感觉神经,因为,针刺后临床上没有发现运动异常或感觉异常的情况。

因此,一般情况下,针刺没有麻醉作用。

有人要说,有大量的研究证实:针灸能调节内源性阿片肽啊。确实,针灸在一定程度上能影响内源性阿片肽，从而导致周身的疼痛阈值上升，这方面我们国家的科研人员做出了杰出贡献，推动了中国生理学的发展，提升了针灸在海外的美誉度，居功至伟。但大量内源性阿片肽应该只是

> 针刺对付不了手术刀下的疼痛，只能对付手术刀造成的损伤疼痛，与我们平常的针刺效用一样，故而有"麻醉不全"现象。

在个体遇到重大的伤害性刺激或应激状态时才会产生，这是人类和其他哺乳类动物为了生存产生的一种生理应激机制。针刺或电针对人体的轻度伤害还难以启动这样的应激机制，即使全身扎满针灸针，体内生成的内源性阿片肽也难以导致麻醉状态。

这里否定针刺麻醉这个提法，并不是说，针刺对手术中或手术后产生的疼痛没有作用，实际上应该是很有作用的，因为手术过程中会造成出血，这时血管旁或血管内的肌组织就会激烈收缩以止血，激烈收缩后造成局部组织缺血，从而造成疼痛，这个过程与外伤后造成疼痛一样。针刺能够缓解的是这种疼痛，是通过舒缓肌肉紧张达到降低疼痛的目的，如同针灸可很好地缓解踝关节急性扭伤导致的疼痛一样，"针灸镇痛"换成"针灸治痛"更合适一些。这样推理的理由如下：

（1）迄今为止，我们没有发现有哪一种针灸方法对感觉神经的功能有增强或减弱作用。

（2）"针刺麻醉"条件下切口自然止血早于药物麻醉[1]，这可能是因为针刺后受损肌肉的肌力增加，能更好地收缩切口，使得局部血管内的血流速度迅速降低，加快凝血，类似于浮针能很好地治疗功能性子宫出血一样。

（3）"针刺麻醉"并不能完全止痛，"麻醉"不全，那是因为针灸没有办法对付手术刀下的即时疼痛，只能对付手术刀后的损伤疼痛，所以针麻用于甲状腺等手术较好，因为甲状腺等腺体本身没有感觉神经末梢，本身不产生疼痛。

第六节　针灸的双向调整作用

西药，或杀菌，或增营养，或麻醉，或解痉，等等，总是在一定范围内才有

---

① 徐斗锡,朴炯宣.电针麻醉和药物麻醉对犬自然止血的影响[J].中兽医学杂志,1989(04):28-29.

效，让人体原来出问题的地方恢复正常，用多了，过则为灾，对人体造成伤害。中药也大抵如是，或汗、或吐、或下、或和、或温、或清、或消、或补，基本上也是单方面的，也不提倡多用。可是，在针灸学上有个非常有意思的现象：针灸双向调整作用，或者叫针灸双向良性调整作用。

什么是针灸双向调整作用？

针灸双向调整作用是指针灸对人体呼吸、消化、泌尿生殖、免疫等各个系统都可能产生兴奋或抑制的双重作用，而且各种针灸疗法如毫针刺法、灸法、拔罐、刺络放血等，都具有双向调整的特性。例如，既可治便秘也可治腹泻，既可治尿潴留也可治尿失禁，既可催眠也可醒神等，即双向调节。[①]

这是很怪的一件事情，一种治疗方法怎么可以有双向作用？总是趋好！不仅仅传统针灸产生的结果看似有双向调整作用，浮针临床亦如是。

如果针灸的靶器官是神经，无论通过"感觉－运动单突触脊髓反射"，还是"躯体－交感反射"，都难以想象既能兴奋，又能抑制！同样的操作，同样的因素，同样的靶器官，如何通过两条正反两方面的途径起作用！要么是矛，要么是盾，如何既是矛，又是盾呢（图9-6-1）？

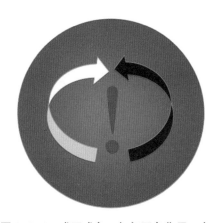

图9-6-1　或正或负，如何正负集于一身？

如果针灸是通过体液调节的，也难以想象！不可能针灸后产生两类作用完全相反的化学物质。

---

① 张笑平. 针刺良性双向调节作用概述 [J]. 安医学报，1980，15（Z1）：114-118.
杨永清，陈汉平，王宇. 针灸作用原理的基本规律、特征和优势 [J]. 河南中医学院学报，2008，23（6）：14.

虽然有大量的论文证明针灸对神经系统可以产生"正负集于一身"的效果,但也有不少文献得出完全不同的结果。①

以前,笔者也认为针灸具有双向良性调整作用,因为确实针灸用同样穴位、同样手法,既可以治疗功能性便秘,也对非感染性泄泻效果很好。以前,我也深以为然,甚至为此有点骄傲,通过这些年的反思,笔者认为这个"双向调整作用"是不存在的,理由是:

(1)针灸无论是通过何种途径起作用,不可能产生正负两种作用,这不符合逻辑。

(2)不仅仅针刺,艾灸、推拿、拔罐、刺络放血都有这样的效应,也就是说,这些疗法的靶器官是一致的,但针刺、艾灸这些方法对神经或体液作用的程度完全不一样。

匪夷所思!可是,这种现象明明存在啊,不是我说"不符合逻辑"就不存在!那是什么原因呢?

这些年的浮针临床让我解开了这个谜底,或者说,我认为解开了谜底。

针灸双向调整作用的实质是,针灸治疗了患肌(放松状态下,依旧紧张的肌肉),而肌肉病态时,临床可以既表现为亢进,也可以表现为抑制。

> "针灸双向调整作用"这个提法,应该调整,建议表述为:"针灸通过治疗肌肉使得临床双向病症趋好。"

> 所有可发生"双向良性调整作用"的器官都是肌性器官。

理由如下:

(1)肌肉的病症可以在临床上表现出双向特征,既可导致便秘,也可导致泄泻,既可导致心跳加速,也可减慢心率。

(2)针灸临床上所有"双向调整"的内脏都是肌性内脏,即主要由肌肉、或平滑肌、或心肌组成的组织的器官,非肌性内脏统统没有双向的特征。

(3)浮针临床上,这样的病症,我们统统可以触摸到患肌。

综上所述,针灸的双向良性调整作用是通过肌肉发生的,针灸只是调整了肌肉的紧张状态,后者导致双向临床表现。肌肉在临床可以表现双向,针灸通

---

① 潘卫星.针刺双向调节效应及可能机制[J].针刺研究,2019,44(11):843-852.

过治疗肌肉,使人误解针灸有双向作用。

简单地说,**双向调整来自肌肉的病理特征,而不是直接来自针灸。**

第七节　灸疗取效的原因

灸疗近年来受到关注,各大医院都用得不少,基层保健养生机构用得更多。浮针来源于针灸,是现代针灸,我们只谈针,不谈灸,似乎也不合适。

读者应该知道,灸疗不仅仅中国有,这些方法在古代欧洲也有(图9-7-1)。

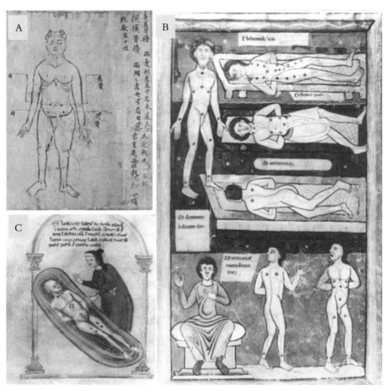

A. 中国古代灸疗　　　B. 十三世纪欧洲灸疗"位点"
C. 十四世纪治疗象皮病的灸疗

图 9-7-1　各地区灸疗方法(引自朱兵先生的《系统针灸学》)

不过,确实是我们国家在灸疗上用量最多,贡献最多,西方国家早就不用他们古代的灸疗,现代西方普通人可能就不知道他们的祖先曾经用过灸疗。

造成西方灸疗没有延续而我国传承很好的可能原因是，我们祖先找到了艾叶这样的卷起来可以长时间点燃不至于熄灭的，又取材方便的，在祖国大地上遍布的植物，用于灸疗，实在是天作之合。

在 1970 年代出土的长沙马王堆《足臂十一脉灸经》和《阴阳十一脉灸经》的成书年代早于《黄帝内经》，因此，艾灸应该还可能早于针刺的出现。能绵延数千年，代代相传，为这个民族的健康贡献古老的智慧，还不值得深入研究？幸好，这些年来，关于艾灸，已经有大量研究。但灸疗的很多研究似乎过于深入，过度微观。

有研究认为，艾灸可多靶点、多层面调控 NF–κB 通路，发挥治疗作用。核因子–κB（NF–κB）作为一种核转录因子，参与人体内多种疾病的病理过程，可调节炎症反应、免疫应答、应激反应等，影响多种细胞因子的表达[1]。有文献认为，艾灸可以治疗各种炎症，或者对炎症性疾病具有治疗作用，疗效显著，而其调控炎症反应的机制主要在于中枢机制和外周机制两个方面。中枢机制方面，艾灸疗法能作用于"下丘脑–垂体–肾上腺轴"，影响糖皮质激素受体的表达，促进糖皮质激素分泌增加，抑制炎症反应；通过调节褪黑激素的分泌，发挥抗炎作用；艾灸的抗炎作用还与兴奋胆碱能抗炎通路有关。外周机制方面，艾灸疗法可以调节炎症因子，减轻炎症反应，调节热量[2]。还有研究表明，艾灸肾俞穴可通过激活海马区 ERK/CREB 信号通路，改善去卵巢合 D- 半乳糖腹腔注射诱导阿尔茨海默病样大鼠学习记忆能力及神经元丢失[3]。这样的研究很多很多，对灸疗机制的解释似乎是越来越复杂。

其实，笔者认为，艾灸本质上就是：局部的、持久的、温和的物理性热刺激。没有那么多复杂的机制，但这种凝聚了数千年传统智慧的治疗手段确实可以解决很多问题。机制是什么呢？我们试着分析：

虽然说，一针二灸三用药，但现在临床常常先用药，用药疗效不佳才用针灸。因为灸疗起效较慢等原因，在真正治疗的时候，人们大多想到针刺，把艾

---

① 尚娅男，陆文婷，张淋麟，等 . 艾灸调控 NF–κB 信号通路的作用机制研究分析与思考 [J]. 亚太传统医药，2020,16(12):202–205.

② 李蕾，王欣，李璨，等 . 艾灸疗法调控炎症反应机制的研究进展 [J]. 环球中医药，2020(11):1986–1990.

③ 杜艳军，陶一鸣，田青，等 . 基于 ERK/CREB 信号通路探讨艾灸肾俞穴改善去卵巢合 D- 半乳糖 AD 样大鼠神经元丢失的机制研究 [J]. 中华中医药学刊，2020(10):1–18.

灸当作辅助。不过,我们认为艾灸的原理应该和针刺一样,因为这两者的适应证高度一致。

　　浮针的简单原理是:解除紧张的患肌,使得被患肌压迫的血管不再受压,原来血管受压导致血管管辖区域(病痛处)的缺血状态得以解除,临床症状消失或减轻(图9-7-2)。普通针灸的原理也是如此,只是方式、效率不同而已。

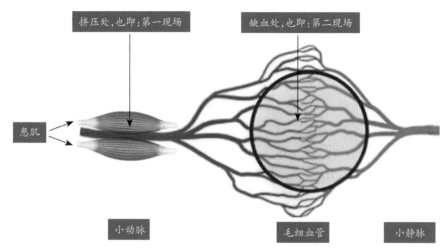

图 9-7-2　患肌压迫小动脉造成小动脉管辖区域缺血示意图

　　这里需要说明一下"第二现场""第一现场"的含义,请看图9-7-2。第二现场,就是由别的原因导致出现症状的地方,通常是缺血处,也就是痛点。第一现场就是导致病痛的直接原因,通常也是患肌所在。

　　我们推理,艾灸的原理也是如此:需要解除第一现场的压迫。紧张状态的肌肉在灸疗热量的影响下,血管在一定程度上扩张,原来受压的第一现场不再受压,从而缓解症状,达到治疗目的。

　　艾灸,如果只针对有症状的地方(大多是痛点),只能让病人产生舒服的感觉,对解除病痛并没有太多助益。遗憾的是,我们大多数艾灸临床都着眼痛点或大多数并不相干的穴位。

　　我们的推论不一定正确,不过我们还是希望今后艾灸工作者阅读本书后多思考一下,多尝试一下,因为大量的浮针临床已经证明患肌是导致病痛的"罪魁祸首"。

　　其实,临床上已经有学者改变了艾灸的方法。比如热敏灸。

　　热敏灸是选择热敏腧穴悬灸,激发透热、扩热、传热等经气传导,从而达到气至病所，显著提高疗效的一种新灸法。当悬灸某个腧穴时，被灸者会产生一种深透、远传等特殊的灸感。这种灸感包括：透热、扩热、传热、局部不（微）热远部热、表面不（微）热深部热、非热觉等6类特殊灸感，并伴有舒适喜热感。艾灸前，选择肌肉放松的体位。①

> 推理：热敏灸的位置，就是患肌的位置。

也就是说，热敏灸并不按照传统教材的穴位去灸治，而是要找到在肌肉放松的情况下，热力容易传播的位置。这个位置受热时，病人有舒服放松感。

在放松状况下，依旧紧张的部位肌肉受热时，会有舒服放松感，因为紧张，密度增大，热力更容易传播。因此，我们推理，热敏灸的位置应该就是患肌的位置。

> 热传导和媒介密度成正相关。

再对照热敏灸的适应证，在其操作规范上，如此表述："适用于出现热敏腧穴的各种病症，不拘寒、热、虚、实、表、里证。"患肌也不拘寒热、虚实、表里，此理相同啊。

当然，这还只是推理，笔者也没有向热敏灸专家详细咨询并深入讨教过其中的原理。这里，仅仅是抛出话题，请各位专家在临床上测试。

临床上一些所谓的虚证、寒证，如乏力、怕冷等表现，运用灸疗可以取得良好的效果。不仅有即时疗效，而且远期疗效也持久。艾灸的热量在机体不会维持很长时间，为什么还有较好的远期疗效？我们认为应该是通过灸疗，放松了患肌，改善了局部供血，达到了"通阳"的目的。当肌肉功能提高了，血液循环改善了，以前乏力、怕冷的症状就随之而解。故灸疗主要不是"以热驱寒"，而是通过松患肌而"通阳"。

灸疗的范围是否越大越好？其实不是，否则，到了热带地区这些适应的病症就应该没了，实际上这种病症一点都不比北方少。

> 灸疗的范围不宜太大，需要精准，靶向明确。

从上述的患肌理论就知道了，精确灸疗最有效。如果热灸范围太大，导致很多血管扩张，血流速度反而不能提升。

---

① 世界中医药学会联合会热敏灸专业委员会．热敏灸技术操作规范 [J]．世界中医药，2017，12(8)：1959–1961.

第八节　从气血新论看气功

一、气功的由来

"气功"一词最早见于晋代《净明宗教录》："学道之士,初广布阴骘,先行气功,持内丹长生久视之法,气成之后,方修大药。"此时之气功,为道家修炼术语,但该术语一直未被广泛采用,各家所用术语不一,如儒家有心斋,道教有内丹、周天、胎息之说,佛家有禅定,医家有导引,武术家称为内功。直至1955年河北唐山成立气功疗养院,气功这一术语才被广泛使用。

可以说,气功实践已有数千年的历史,是人们的自我保健活动,在古代最早被称为"导引""按跷""吐纳""行气"等。《吕氏春秋·仲夏纪·古乐》记载:"昔陶唐氏之始,阴多滞伏而湛积,水道壅塞,不行其原,民气郁阏而滞著,筋骨瑟缩不达,故作为舞以宣导之。"《素问·异法方宜论》"中央者……其民食杂而不劳,故其病多痿厥寒热;其治宜导引按跷"。导引、按跷作为医疗方法与砭石、毒药、灸焫等并列。《素问·奇病论》中提出"积为导引服药,药不能独治也"。在《史记·扁鹊仓公列传》中也将"挢引"(导引按跷)、"案扤"(按摩)与汤液、醴酒、砭石并列为医疗方法。可见,在先秦时期,导引按跷作为一种有效的医疗手段已被应用。

关于"吐纳""行气"也有记载。战国《行气玉佩铭》,郭沫若将其译为:"行气,深则蓄,蓄则伸,伸则下,下则定,定则固,固则萌,萌则长,长则退,退则天。天几春在上,地几春在下。顺则生,逆则死。"并认为是深呼吸的一个回合。长沙马王堆汉墓出土的《导引图》《却谷食气篇》《养生方》等,描述了"食气",即呼吸锻炼的练功方法。

各家各派基于自身的理论基础,丰富气功修炼理论,扩充气功方法,形成了医家、道家、佛家等各家气功。

医家气功基于《黄帝内经》等医学理论,由导引、按跷等最早的医家气功,经历代医家发展,形成了五禽戏、六字诀、八段锦等功法,其目的为却病疗疾。道家气功源于先秦老子、庄子。道教的内丹术,最早见于东汉时期的《周易参同契》,后历代道教传承者发展完善,成为一大气功流派。

儒家强调静坐,《庄子·人间世》记录了孔子与颜回谈论"心斋",《庄子·大宗师》记载颜回坐忘的体会,都反映了儒家气功修炼状态。

佛教气功于东汉初年由印度传入,安世高在东汉末译出的《安般守意经》专论禅定修持。魏末达摩来华传教,倡导壁观法门,丰富了气功修炼,尤其是调心的手段与内容。

二、气功的主要操作

气功可以说是博大精深,想要完全解读气功,很难。因为:

①各家各派的操作方法存在差别。如医家气功有五禽戏、八段锦,道家气功有内丹术、吐纳服气、存思养神等;佛家有禅定、止观法;儒家有坐忘与心斋;武术家有易筋经、少林内功、太极拳等。②各家各派的理论认识存在差别。或以阴阳五行、脏腑经络为理论指导;或重视内练精气神的道家内丹术;佛家有四禅八定理论;武术又有站桩功、内家拳等,讲究意气力合一。③各家各派修炼境界不同,特别是佛道等宗教对于修行过程、修行境界的描述十分复杂。

不过,无论流派、种类有多少,各种气功类别还是有共性的:在修炼过程中,各类气功均无外乎着眼于对身、息、心的调整,即调身、调息、调心。

《素问·上古天真论》说:"余闻上古有真人者,提挈天地,把握阴阳,呼吸精气,独立守神,肌肉若一,故能寿敝天地,无有终时,此其道生。"即是对三调观念的概括。所以,全国高等中医药院校规划教材《中医气功学》(2005年版)对气功的定义是:气功是调身、调息、调心三调合一的心身锻炼技能。调身是调节肢体肌肉活动,调息是调节呼吸活动,调心是调节心理活动。

从气血新论的观点来看,三调调整的主要目标,主要在于肌肉和血流。

(一)调身

调身是控制身体静止或运动状态的操作活动。

静止的动作,有站桩、静坐等,均要求头正颈松、含胸拔背、沉肩坠肘、伸腰沉胯,这些基本要求,目的是什么呢? 是让肌肉尽可能地放松,除了一些维持姿势必要的肌肉,其他肌肉均处于放松状态。

动作套路或自发动作的操作,均强调"气到力到",忌用拙力,练动功时肢体的肌肉原则上不应该是紧张、僵硬的,肌肉是很放松的。其中也有例外,如易筋经、五行掌等刚硬型动作,常使得肌肉静力性收缩(相当于再灌注活动),但其肌肉的紧张也是局部的或短时间的。正确的动作练功后应当是肌肉松软,全身舒畅。由此可见,动功的目的是放松全身肌肉。

无论是动功还是静功,均以松柔为目标,通过躯体的运动或调整,使得全身肌肉放松。肌肉放松后,全身的血液循环能够正常运行,进而达到强身健体的作用。

　　(二)调息

　　调息是调控呼吸的操作活动。调息的呼吸行式有很多,有胸式呼吸、腹式呼吸,还有胎息,此外,还有停闭呼吸、提肛呼吸、发音呼吸等,但均有共同的目标,即呼吸要求深、长、柔、细。"调柔入细,引短令长",使呼吸变得微弱,"绵绵不已""若存若亡"。为什么?

　　呼吸运动不仅是肺的舒缩,其推动力来自呼吸肌,即分散于躯干前面的肌肉,如斜角肌、膈肌、肋间肌、胸锁乳突肌等,参与的还有背部的斜方肌、竖脊肌,腰部的腰方肌,腹部的腹横肌、腹直肌、腹斜肌等。气功的呼吸,让呼吸变得微弱、平缓,实质上是让参与呼吸相关的肌,在维持最基本呼吸的基础上,尽可能地放松。这些肌肉遍布躯干部,全部得到"解放",有助于血液的循行。生理学明确告诉我们,呼吸运动可大大增加静脉回心量[①],促进血循环。

　　(三)调心

　　调心是调控心理状态的操作活动。调心的操作方式也有很多,如意守、存想和入静等。意念集中或放松,可排除杂念或诱导感受。如意守丹田,将意念集中在下腹部,随着意念的集中,逐渐感受到下腹部发热等动触反应。在气血新论看来,丹田为腹主动脉经过处或靠近髂总动脉,注意力集中于局部,呼吸时高度关注腹部,使得腹部肌肉收缩或舒张,增强腹式呼吸,能改善腹部以及下肢的血循环。调心的最终目的是入静,即身心彻底地放松。

　　总的来看,三调的作用是使得身心放松,身体的肌肉放松了,思维才能安静,而思维安静了,有利于身体的放松。调身和调息侧重于身体肌肉的放松,调心侧重于思维的放松,三者之间相辅相成。身体和心灵的放松,实质上是全身肌肉的放松,能够改善全身血液循环,恢复内脏功能,所以能够强身健体。

---

① 　施雪筠. 生理学 [M]. 北京:中国中医药出版社,2003:119.

第十章

气血新论的内科临床运用

浮针发明后的前十年,浮针主要运用在软组织伤痛上,后来,发现对内脏病症也很有效。本章主要介绍一下内脏病症与气血新论之间的关系。

第一节　通调气血以治痛

中医界有一句经常被提到的话,高屋建瓴,也非常形象,叫"痛则不通,通则不痛",认为疼痛是由于"不通"所致。从中医的角度看,什么不通呢? 笔者以一言概之:气和血。

一、气血不通则痛

《素问·举痛论》有详细的论述:"帝曰:愿闻人之五脏卒痛,何气使然? 岐伯对曰:经脉流行不止,环周不休。寒气入经而稽迟,泣而不行,客于脉外,则血少,客于脉中则气不通,故卒然而痛。"从这段话可以看出,寒气侵袭经脉,会导致"气不通"和"血少",进而引发疼痛。

对于疼痛的机制,现在的医师们大多从骨骼改变刺激神经,或炎症介质刺激神经,或神经本身病变等原因来认识,实践证明有些理论很多经不起推敲。我们很多人都漠视了中国先人们的杰出智慧,以为来自西方的现代医学临床教材里写的才是对的。经过多年来对疼痛机制的反思,浮针的临床认识和《内经》的论述不谋而合。符仲华在《浮针医学纲要》上,引用了能量危机这一疼痛生理学说:由于肌肉紧张,导致局部组织缺血,细胞哭泣,向神经传递出疼痛的信号。

"气血新论"将气理解为肌肉的功能,基于此视角,再回头看《内经》的这段原文,就清晰一些了。"气不通"可以理解为肌肉紧张挛缩,"客于脉中"可以理解为血管收缩。感受了寒气(物理因子的刺激),血管平滑肌和骨骼肌都会收缩,血管平滑肌收缩则血管变窄,骨骼肌变得紧张挛缩也会进一步压迫血管,都会影响血液循环。血液不能够正常濡养局部,则出现能量危机,产生疼痛的感觉(图 10-1-1)。

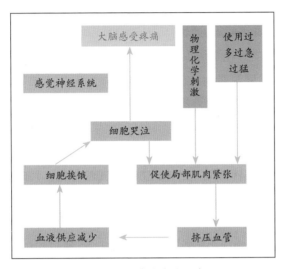

图 10-1-1　疼痛产生示意图

　　从肌肉和血液的角度看疼痛,与中医气血不通而致痛,说的都是一件事。由此可见,古代先贤对人体生命活动的观察是多么细致,对生理病理的理解是多么直观精确,即使到了今天,这些理论依旧经得起现代医学的考验。

二、气血通则不痛

　　浮针临床治疗的痛症不胜枚举。25 年来经过大量的临床验证,浮针对于非神经病理性疼痛效果确切,并且多数情况下,治疗即刻就有十分明显的疗效。浮针治痛的关键在于,解除局部的"能量危机",临床上只是通过一个手段来实现——松解相关患肌。使用浮针将相关患肌松解后,疼痛往往当场减轻或消除。肌肉由紧张状态放松后,受阻的血液循环被打通,富含养分和氧气的新鲜血液能够进来,代谢废物也能通过血液运送出去,局部的能量危机解除,疼痛也随之消失。这也就是"通则不痛"。

　　传统中医药临床治疗痛症,着眼点多在于通调气血。正如叶天士在《临证指南医案·诸痛》中所言:"至于气血虚实之治,古人总以一通字立法,已属尽善。此通字,勿误认为攻下通利讲解,所谓通其气血,则不痛是也。"即通过调整气和血两方面,不管是理气还是补气,养血或活血,温阳或清火,最终都落脚于通其气血。

如《眉寿堂方案选存》载:"脘痛,经事淋漓,腹胀,此气阻络痹,辛以润之,旋覆花汤加柏仁、橘红、归须。"患者上腹部疼痛,伴随月经淋漓不尽,腹胀,叶天士诊断为气滞、血络痹阻,通过行气、活血通络,患者症状消除。从浮针临床看,遇到腹痛腹胀或月经不调疾病时,多会考虑腹部和大腿内侧患肌,如腹直肌、腹斜肌、内收肌群等肌肉,临床上将这些痉挛的肌肉松解,腹痛、腹胀或崩漏往往会立即改善。古人也许没有明确患肌的概念,但从疏通气血的视角,行气活血进而改善血液供应,也能达到同样的效果。

又如《名医类案》载:"俞子荣治一妇人,年逾五旬,病头痛,历岁浸久,有治以风者,有治以痰者,皆罔效。脉之左沉,寸沉迟而芤,曰:此气血俱虚也。用当归二两,附子三钱,一饮报效,再饮,其病如失。"患者头痛数年,医生判断为气血虚弱,只用了两个药,附子和当归,附子温补阳气,当归养血活血,二药通补气血而取效。浮针临床上治疗的很多头痛患者,通过松解头颈部患肌,改善头部供血,头痛往往也迅速消除。

可见,从"肌肉－血液"诠释,或通过"气血"理解,是殊途同归的(图10-1-2)。

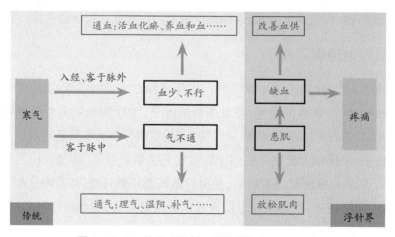

图 10-1-2　关于"调气血以治痛"的不同说法

第二节　五脏皆令人咳与呼吸肌的关系

一、肌肉与咳嗽

我们常把咳嗽归因于肺的疾病,学习浮针之后,发现咳嗽与肌肉竟有很大的关联。使用浮针松解患肌,治疗一些咳嗽、哮喘效果明显,尤其是对久咳、干咳无痰类的咳嗽。

一位来自内蒙古的中年女性患者,不明原因咳嗽 8 个月,经各种治疗没有效果。这次来到北京中日友好医院就诊,CT 检查提示双肺多发结节,主治医生怀疑肺尘埃沉着病,但患者没有粉尘环境下的生活工作经历,所以这个诊断结论并不充分。患者经介绍,到北京中医药大学国医堂找符仲华治疗,抱着"死马当活马医"的心态试一试。

患者咳嗽频急,痰不多,有少许白沫,咳嗽阵发至吐出一口白痰则止。咳嗽夜晚加重,闻到异味也会诱发。无法平卧,躺下则憋气,十分影响睡眠,生活质量低下。

在门诊治疗时,上半场扎了两针,咳嗽当场止住。患者非常高兴,没想到效果这么迅速,以前吃药扎针,长期治疗都没什么效果。这次终于看到了希望。

这两针扎在什么位置呢? 双侧胸锁乳突肌! 一侧一针。下半场治疗了斜方肌、竖脊肌。

此后每周两次门诊浮针治疗。三诊时患者诉烧心、打嗝,又增加了对腹直肌的治疗。四诊后患者喜报,一天只咳嗽了 7 次。第五诊,对相关患肌做了巩固性治疗,患者便放心回家了。

松解了胸锁乳突肌,患者咳嗽竟然止住了,咳嗽与肌肉有什么关系吗? 这又是什么原理呢?

不知大家有没有注意,所治疗的这些肌肉,不管是胸锁乳突肌、斜方肌、竖脊肌,还是腹直肌,都参与呼吸运动,即呼吸相关肌肉。

我们认为,慢性咳嗽与呼吸肌的功能异常密切相关。以往我们治疗咳嗽,只把目光局限在肺部。但经过大量的临床实践,我们发现不少咳嗽,是由于呼吸肌的异常所致,尤其是慢性咳嗽。

咳嗽这一运动,是通过呼吸肌的收缩实现的。急性咳嗽伴有大量痰液者,往往与支气管、肺相关，由于炎症、过敏原等刺激呼吸系统，引发神经冲动，中枢系统指挥呼吸肌剧烈舒缩，形成咳嗽运动，借助咳嗽排出支气管和肺里的痰液或其他异物。

随着时间的推移，肺里的炎症产物逐渐被排出，但咳嗽却没有停止。在长期的咳嗽运动中，呼吸肌不断地、剧烈地收缩，也会疲劳，会"生病"，表现为紧张、挛缩，当冷空气等物理性刺激或者姿势动作加重患肌的紧张状态，诱发刺激性咳嗽，这种挛缩的呼吸肌，却让咳嗽不断进行（图10-2-1）。这就解释了，为什么炎症已消失，咳嗽依然无法消除。所以，久咳往往是呼吸肌的异常挛缩所致。

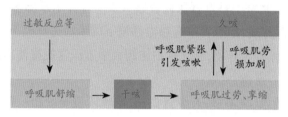

图10-2-1 干咳、久咳与肌肉的关系

在临床上，松解相关呼吸肌，便可大大缓解这类咳嗽。浮针已经治疗过大量的慢性咳嗽、咳嗽变异性哮喘和支气管哮喘，充分验证了这一结论。

二、五脏六腑皆令人咳

中药治疗咳嗽效果确切，历史悠久。中医认为，咳嗽虽为肺之病变，但影响因素众多。可分外感和内伤，外感有六淫侵袭，内伤则为五脏六腑气机失常，外感内伤皆可影响肺，肺之宣降失调则咳嗽。正如《素问·咳论》所言："五脏六腑皆令人咳，非独肺也。"

（一）指导针灸的五脏六腑咳

《内经》中详细论述了五脏六腑咳的特点，让我们来看一看。

《素问·咳论》："**肺咳**之状，咳而喘息有音，甚则唾血。**心咳**之状，咳则心痛，喉中介介如梗状，甚则咽肿喉痹。**肝咳**之状，咳则两胁下痛，甚则不可以转，转则两胠下满。**脾咳**之状，咳则右胁下痛，阴阴引肩背，甚则不可以动，动则咳剧。**肾咳**之状，咳则腰背相引而痛，甚则咳涎。"

"五脏之久咳，乃移于六腑。脾咳不已，则胃受之。**胃咳**之状，咳而呕，呕甚则长虫出。肝咳不已则胆受之，**胆咳**之状，咳呕胆汁。肺咳不已，则大肠受之，

大肠咳状,咳而遗失。心咳不已,则小肠受之,**小肠咳**状,咳而失气,气与咳俱失。肾咳不已,则膀胱受之,**膀胱咳**状,咳而遗溺。久咳不已,则三焦受之,**三焦咳**状,咳而腹满不欲食饮。此皆聚于胃关于肺,使人多涕唾而面浮肿气逆也。"

若基于脏腑经络视角,固然能做出相关解读,如:肝经布胁肋,故肝咳则两胁下痛;腰为肾之府,肾咳则腰背相引而痛。

这种解读,理论似乎也能够自洽,但《内经》作者的本意是否如此? 更重要的是,对于我们的临床有什么指导意义? 临床见到"腰背相引而痛"的咳,从肾论治,使用入肾经或调肾脏的药物吗?

让我们从原文寻找答案吧。在本篇的最后有:"帝曰:治之奈何? 岐伯曰:治脏者治其俞,治腑者治其合,浮肿者治其经。"明确指出,治疗脏腑咳的方法是,使用背俞穴和合穴。非常明确地告诉我们,本篇是指导针灸临床的。

(二)发病因素与部位——"五脏"体表受邪

五脏为何会导致咳呢?

"岐伯曰:皮毛者肺之合也。皮毛先受邪气,邪气以从其合也。其寒饮食入胃,从肺脉上至于肺,则肺寒,肺寒则外内合,邪因而客之,则为肺咳。五脏各以其时受病,非其时各传以与之。人与天地相参,故五脏各以治时,感于寒则受病,微则为咳,甚者为泄为痛。乘秋则肺先受邪,乘春则肝先受之,乘夏则心先受之,乘至阴则脾先受之,乘冬则肾先受之。"

从这段论述可以看出:

(1)发病时间对应四时,"五脏"分别感受寒邪。

(2)"五脏"直接经由体表受邪。

(3)"五脏"体表受邪不仅仅出现咳嗽,还可以是"泄"(胃肠道反应)或疼痛。

引人深思的是,虽然名曰"五脏"体表受邪,但病变部位并不在五脏——或是肺的咳嗽,或局限于体表局部的疼痛,完全没有任何五脏病变的表现。故此"五脏"似乎并非今人之理解的内脏之五脏。

前文已述,本篇是指导针灸的篇章,结合"五脏"这一用词的语义含混,我们推测,**本篇"五脏"并非指脏腑,而是一种借称。借助"五脏"之经络的外应,来揭示不同部位受邪都能导致咳嗽。**

这些部位是什么呢? 肌肉,即呼吸肌。

"故五脏各以治时,感于寒则受病,**微则为咳,甚者为泄为痛。**"即不同部位的呼吸肌,受寒或劳损之后,肌肉出现问题,会引发咳嗽,严重的会引发胃肠道平滑肌反应——泄泻,或者局部疼痛,借用"五脏"来表述肌肉部位的不同。

(三)肌肉与五脏咳

这种推测是否能自圆其说? 让我们来一一比对五脏咳与肌肉的关系吧。

心咳,"咳则心痛,喉中介介如梗状,甚则咽肿喉痹"。胸大肌、胸小肌或心肌会引发心痛;胸锁乳突肌、二腹肌等导致咽喉痛。

肝咳,"咳则两胁下痛,甚则不可以转,转则两胠下满",这是肋间肌、腹斜肌等受累的表现。

脾咳,"咳则右胁下痛,阴阴引肩背,甚则不可以动,动则咳剧",这是膈肌、右侧腹斜肌等受累的变现。

肾咳,"咳则腰背相引而痛,甚则咳涎",这是背阔肌、竖脊肌、腰方肌等受累的变现。

以上肌肉皆为呼吸相关肌。

至于六腑咳,乃"五脏之久咳,乃移于六腑"。出现呕、遗矢、矢气、遗溺、腹满不欲饮食等。可以看出,这些症状是胃肠道平滑肌、胆道括约肌、膀胱括约肌等肌肉功能失调的表现。可以理解为:人体呼吸相关肌肉出了问题,一方面咳嗽日久难愈,另一方面也会影响到其内部相关脏器平滑肌,即骨骼肌与脏腑平滑肌密切相连,互为影响。

总之,"五脏六腑皆令人咳",其描述皆指向呼吸相关肌肉。这种理念为咳嗽临床诊疗提供了新方向:浮针治疗时,遇到久咳病人,务必扩大视野,不要只盯常见呼吸肌,要关注各类参与呼吸的肌肉和全身血供情况。中药治疗时,要着眼于气血,不要拘泥于止咳平喘的对症治疗。

第三节　失眠与患肌

一、肌肉与睡眠

有个失眠患者跟作者分享,她发现睡前练一下举重,睡眠就会很深沉。希望作者能治疗她的失眠,作者就给她检查,发现斜方肌有问题,立即用浮针治疗。第二次来诊时,患者很高兴,扎完针不练举重也能睡得很好。

这其实是斜方肌僵硬，成为了患肌，尽管没感觉到疼痛胀满等不适，但却会影响睡眠。举重动作是双臂上下举动，能锻炼到斜方肌，把斜方肌放松了，所以睡眠会改善。

什么！肌肉跟睡眠还有关联？在以前是不可理解的。遇到失眠患者，有些中医往往只会考虑心肾不交、肝不藏魂、心不藏神等中医证型，开了中药把握并不充足，患者吃了药，效果也时好时坏。西医一般给病人处以安眠药，效果也难以确保。

学了浮针之后，从肌肉的视角看病，对失眠的理解就不一样了。许多患者本是来治疗其他疾病的，扎完浮针后，肌肉放松了，睡眠质量竟然提高了。还有一些失眠患者，治疗当时就睡着了。更有甚者，失眠患者边接受治疗边打呼噜，在浮针义诊会场，就出现这样的情景，一时被传为佳话。

目前很多人包括医生对肌肉的重视很不够，常常把这类失眠归为神经衰弱，实际上神经衰弱是个伪命题，把原本肌肉为患的病症"栽赃"给神经了。

> 　　神经衰弱现在中国仍旧属于神经症的诊断之一。一般认为，神经衰弱是由于长期处于紧张和压力下，出现容易兴奋和容易疲乏的状态，常伴有情绪烦恼、易激惹、睡眠障碍、肌肉紧张性疼痛等；这些症状不能归于脑、躯体疾病及其他精神疾病。这些年来神经衰弱的概念经历了一系列变迁，随着医生对神经衰弱这个诊断的反思，欧美已不作此诊断，我国神经衰弱的诊断也明显减少。
>
> 　　实际上，神经衰弱无关神经，没有表现出运动神经或感觉神经的症状，也没有表现出中枢的症状。所谓的神经衰弱实际上是肌肉的病症，所出现的状态和规律都与肌肉病痛一脉相承。
>
> 　　随着时代的发展，我们对病名也必须进行梳理，不能把很多搞不清病因的疾病统统归因于神经，例如，神经衰弱、神经性耳鸣、神经性皮炎等等，实际上都是病因不明。

可惜，人们对肌肉和失眠关系的研究还很缺乏。记得笔者在撰写书稿的时候（2021年4月1日0时10分）曾在知网上搜索，居然没有发现一篇研究这方面的论文。

其实，甚至都不需要做个精确的研究，做个统计学分析，只要细细一想，人人就都知道，体力劳动少的人容易失眠，那些重体力劳动者失眠的概率大大减少。也就是说，肌肉的健康状况、使用状态与睡眠的质量紧密相关。以前以为年轻人睡眠好是因为年龄上有优势，现在知道了，年龄不是重要因素，肌肉的功能状态才是。一个每天不停干活（当然劳动的强度、频率都是在可接受的范围内）的老年人，睡眠一般也不会差。

肌肉的功能障碍会影响睡眠，良好的睡眠则有助于肌肉的功能活动。随着年龄的衰老，如果不保持良好的工作状态或规律锻炼的话，肌肉功能在衰减，睡眠也会变差。

其实，中医早就发现了肌肉状态（气）与睡眠之间的关系。《灵枢·营卫生会》中记载："壮者之气血盛，其肌肉滑，气道通，营卫之行，不失其常，**故昼精而夜瞑**。老者之血衰，

> 肌肉状态越好，睡眠质量越好。

其肌肉枯，气道涩，五脏之气相搏，其营气衰少，而卫气内伐，故**昼不精，夜不瞑**。"《难经·四十六难》："血气衰，肌肉不滑，荣卫之道涩，故昼日不能精，夜不得寐也。"这些论述中，"肌肉枯""肌肉不滑"，可不就是肌肉问题嘛？实际上，老祖宗早就认识到良好睡眠与良好肌肉之间的关系。而现在我们医生一般的惯性思维是，一谈到睡眠障碍马上就想到大脑。

二、胃不和则卧不安

学过中医的人，甚至很多病人都知道《黄帝内经》的名言"胃不和则卧不安"（《素问·逆调论》），胃不好了，睡眠就不安了。至于"胃不和"为什么导致"卧不安"，以前总是用传统理论来解释，如脾胃失和、阳不入阴等。或者干脆把"胃不和则卧不安"当作一个古训或公理，不明就里，只是知道这种现象就可以了。对于长期失眠的人，医生要兼治他的胃，促使睡眠质量的改善。

> **胃壁分层**
>
> 黏膜层：胃壁最内层，富于血管，呈红色，是大量腺体的腺管开口处。
>
> 黏膜下层：为疏松结缔组织和弹性纤维所组成。
>
> 肌层：包括三层不同方向的肌纤维，内层是斜行纤维，中层是环行纤维，外层是纵行纤维。
>
> 浆膜层：即腹膜层。

有了气血新论，基于浮针临床实践，我们现在知道了，"胃不和则卧不安"的原因在于：胃是肌性器官，当胃出问题时，胃壁的肌层（平滑肌）功能减弱。夜间空腹睡眠时，肌层向心性收缩，出现或加重缺血状态，通过神经刺激大脑，让大脑难以进入睡眠状态。胃病时，一般吃得不多，如果吃得太多，出现离心收缩状态，也会影响睡眠（图 10-3-1）。

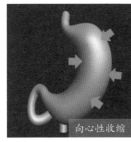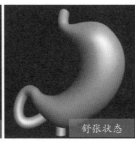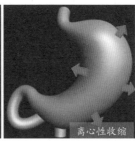

图 10-3-1　胃排空后，向心收缩，饱腹时，离心收缩

很多慢性胃炎患者都知道睡眠前适量饮用豆浆或牛奶，有助于睡眠，就是因为这些高蛋白的饮料能够把胃撑开一些，使得胃壁的肌层接近舒张状态（图 10-3-1），这样就更可能安然入眠。

第四节　肝气郁结与肌肉

肝郁是大家耳熟能详的病症，不仅医生使用频繁，在患者中也广为流传。那么从浮针角度是怎么理解和治疗"肝气郁结"的？

了解中医的人都知道，肝气郁结是与肝的疏泄功能失常有关。

肝主疏泄的功能主要有以下几点：调畅气机；调节脾胃功能；舒畅情志。因为调畅气机和舒畅情志虽然表达的不一样，但基本都与情志有关，而情志与脾胃功能有关，因此，肝主疏泄表面上有三个功能，实际上可以归纳为一个：**中医学中的"肝"与情志紧密相关。**

调畅气机
调节脾胃功能　　管理情绪
舒畅情志

虽然"怒伤肝，喜伤心，忧伤肺，思伤脾，恐伤肾"，但在临床上，一般情况下，与情志相关的主要脏器是肝。可以这样说，肝是管理情绪的。

　　长期的情绪异常,导致肝脏无法调节正常,出现气机失调、脏腑不和等一系列症状,中医学称之为肝气郁结。肝气郁结的主要表现有:胸胁胀满、腹胀嗳气、头晕目眩、咽似物阻、失眠、善太息、少腹疼痛、月经不调等。

　　按照现代医学来看,肝气郁结常常与消化系统疾患、颈椎病、乳腺小叶增生、慢性咽炎、月经不调、失眠、抑郁等相关联。

　　为什么情绪不佳的人会出现上面的病痛呢?

　　我们认为,是因为情绪不佳的人肌肉长期处于紧张状态,某些肌肉处于过用的状态,从而导致上述所描述的一系列的功能性病痛。

> 陷于自己情绪的人,对周遭环境反应迟钝,身体保持固定姿势。

　　情绪不佳的人,专注于自己的内心世界,对外界环境的变化不关注。一般不活动,身体长时间处于一个姿势,情绪也比较丰富,导致肌肉长期处于紧张状态,所以,需要用长吁短叹、深呼吸、哭泣来缓解。对情绪不佳导致人对外界反应的变化,最生动的描写应该是鲁迅在小说《祝福》里的一段话:

　　"我这回在鲁镇所见的人们中,改变之大,可以说无过于她的了:五年前的花白的头发,即今已经全白,全不像四十上下的人;脸上瘦削不堪,黄中带黑,而且消尽了先前悲哀的神色,仿佛是木刻似的;只有那眼珠间或一轮,还可以表示她是一个活物。"这段话中的"木刻""眼珠间或一轮"(图10-4-1),实在是传神的观察和精准的描述。

　　还有一个形象就是《红楼梦》中的林妹妹,多愁善感、不喜运动,又逢家生变故、寄宿在外,整日颔首低眉、伏案诗词,就会导致相关肌肉长时间保持固定的姿势,患肌形成,动辄哭哭啼啼,加重患肌程度,就会出现上述的肝气郁结的一系列症状。

　　情绪不好,肌肉不动,气血不行,百病滋生。疾病缠身,情绪更差,形成恶性循环(图10-4-1)。

　　那么,从气血新论的角度,肝气郁结病痛临床如何鉴别治疗呢?

　　首先甄别适应证,浮针善于治疗慢性良性的肌肉功能性疾病。

　　以"胸胁胀满、腹胀嗳气"等症为主的肠胃肝胆消化系统疾患,要注意病程和体重变化,如果在近期有症状进行性加重或者体重减轻,要进行胃镜和超声检查,排除胃部肿瘤、肝脏肿瘤、肝硬化腹水等恶性疾病;伴有发热、腹痛、黄症,还要排除急性化脓性胆总管炎;酗酒或暴饮暴食后出现上述症状,症急病重者,甚至还需抽血化验血尿淀粉酶排除急性胰腺炎;伴有大便不解、矢气不通时,需要腹部平片排除凶险的肠梗阻等疾患。浮针可以治疗大部分慢性胃炎,甚至对于萎缩性胃炎也有很多成功逆转的例子;浮针可以治疗慢性胆囊炎,厌食油腻惧吃鸡蛋等症状,可以快速改善。

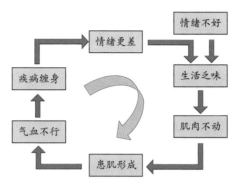

图 10-4-1　情绪与疾病之间形成恶性循环

以"头晕目眩"为主症的颈椎病,要排除原发性高血压;位置性眩晕还需要耳鼻喉科排除耳石症;根据甲床和睑结膜颜色,化验血常规排除贫血;当然顽固性的眩晕,也要主要通过影像检查排除颅内疾患;一过性的眩晕要注意短暂性脑缺血发作。浮针可以治疗头颈部周围紧张的肌肉引起的"头晕目眩",也有一部分继发性高血压和患肌相关。

以"咽似物阻"为主症的慢性咽炎,常会描述咽中似有物阻,咯之不出,咽之不下,俗称为"梅核气"。此病症和情绪关系较大,浮针治疗效果不错。儿童还要注意扁桃体肥大、腺样体肥大;如有进行性加重的咽喉物堵,注意胃镜排除喉癌、食管癌。

当前失眠抑郁患者日趋增多,很多时候精神科医师需要用药物控制,但随着时间的推移,患者的用药量会逐渐增多,而与之相关的副作用越来越明显,这时就需要一些非药物疗法,如浮针。当然浮针对于失眠来说,入睡困难者效果好于易醒多梦者。通过对患肌的治疗,不仅可以改善睡眠,还可以解决轻中度的抑郁。

以"少腹疼痛、月经不调"为主症的泌尿生殖系疾患,首先要排除外科指征,如宫外孕、阑尾穿孔、卵巢蒂扭转等疾患;其次还要排除腹腔、盆腔脏器肿瘤;浮针治疗的适应证是良性功能性的内科妇科疾患。这些问题和患肌密切相关，如慢性溃疡性结肠炎、原发性痛经、月经不调伴有色暗有血块以及功能性子宫出血、漏尿等疾病。

浮针临床辨病、辨肌论治，开创性地诠释了病症和患肌的关系。临床选择治疗合适的相关患肌是取得疗效的前提和保障，下面分析一下肝气郁结和肌肉的关系。

"肝气郁结"出现的患肌如下：

（1）胸胁胀满：胸大肌、前锯肌、膈肌等；

（2）腹胀嗳气：腹斜肌、腹直肌、膈肌、胸锁乳突肌等；

（3）头晕目眩：胸锁乳突肌、斜角肌、胸大肌等；

（4）咽似物阻：胸锁乳突肌、斜角肌、二腹肌等；

（5）失眠抑郁：膈肌、腹直肌、腹斜肌、竖脊肌、胸锁乳突肌等；

（6）少腹疼痛：腹斜肌、腹直肌、股内收肌群等；

（7）月经不调：腹斜肌、腹直肌、股内收肌群、腰方肌等。

治疗后医嘱：

（1）积极调整心态，主动融入社会；

（2）多听相声等节目，不要多看电视、手机；

（3）要多和人沟通交流，要参加集体运动，要锻炼身体，恢复肌肉活力。

> 与情绪有关的浮针主要适应证：
>
> 抑郁
>
> 双向情感障碍

> 多用耳，少用眼；
>
> 多聊天，少闷坐；
>
> 多跑步，少静卧。

第五节　脾胃病与患肌

对于脾胃病的各种症状，如胃痛、胃胀、反酸、呕吐、呃逆、便秘、腹泻等等，经浮针治疗后，往往当场见效，症状迅速消失。浮针是如何治疗的呢？还是寻找患肌，如腹直肌、腹斜肌、膈肌、股四头肌、竖脊肌、腰方肌等，把相关患肌松解后，症状往往消

> 舌主要以骨骼肌作基础，表面覆以黏膜。可以说，舌就是肌器官。

失得很快。

令人惊奇的是,浮针治疗后,患者的舌象常常也会迅速改善(图10-5-1)。一般认为,舌象能够反映出消化道的状态。有人认为口腔和胃肠道由一根管腔相连,二者的状态会很相似。不少研究发现,消化道溃疡、慢性胃炎、慢性非萎缩性胃炎的胃镜象和舌象对比,发现二者有相关性。舌象的改变,是不是反映胃部环境的改变呢?

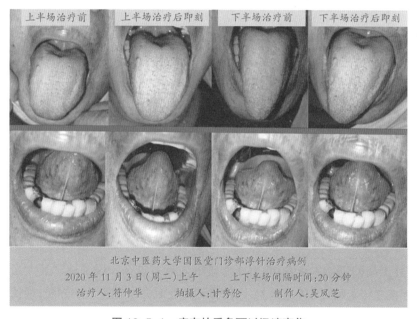

图10-5-1 病态的舌象可以迅速变化

浮针治疗脾胃病,不仅消除症状,胃肠道的损伤也修复得很快,许多萎缩性胃炎、糜烂性胃炎患者,治疗前后的胃镜对比,有显著的改善(图10-5-2),相关内容,读者可参考路志术等发表在2021年第2期《中医临床研究》杂志上的文章——《基于患肌理论运用浮针配合再灌注活动治疗慢性胃炎41例回顾性分析》。

浮针扎在皮下,位置表浅,却能调整腹部深层的胃肠道?仅仅松解了体表的肌肉,为什么能够治疗胃肠道疾病呢?现代生理学还没搞清楚,但骨骼肌和深层的胃肠道平滑肌,一定存在某种联系。那么,古人有没有认识到胃肠道和肌肉存在关联?

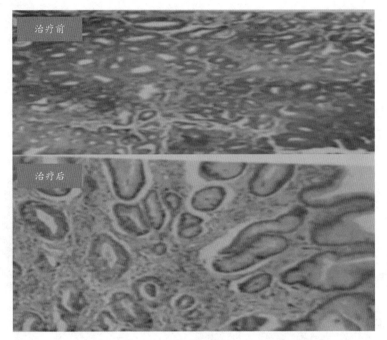

图 10-5-2　糜烂性胃炎浮针治疗前后胃镜图像对比

一、《脾胃论》中脾虚的表现

补土派的创始人李东垣,对于脾虚的表现有这么一段描述:"其人当脐有动气,按之牢若痛"(《脾胃论》),以前读到此处时并未在意。一方面,现代中医内科临床很少直接触诊,触摸患者腹部的机会很少;另一方面,其他医家以及教科书里,都少有此类描述,临床并未将之作为主要诊断依据;当然最主要是,不理解所谓"动气"是什么意思,一时理解不了只好作罢,也许这只是李东垣的笔误或错觉。

记得有一次在国医堂门诊上,有位消瘦的女性来治疗胃病,甘秀伦在触摸其腹直肌时,发现肚脐旁有明显的跳动感,不由想起了李东垣的描述。符仲华指出,这就是"动气",是腹主动脉异常搏动,由于腹直肌挛急紧张,影响了穿行其下的腹主动脉。浮针松解腹直肌后,再去触摸,脐旁搏动感恢复正常。

那么,李东垣是否发现肌肉与脾胃之间的关系呢?

带着对肌肉的认识重读《脾胃论》,我们发现,对于脾虚的许多症状描述,从肌肉角度就能说得更清楚。

如食不下、食入即饱、胃脘痛、大便艰涩、泄泻等症状,可理解为属于胃肠道平滑肌的问题,或为平滑肌本身的问题,或由其他原因造成的平滑肌的问题。

"损伤元气,怠倦嗜卧,四肢不收,精神不足,两脚痿软",这些全身乏力、四肢无力等症状,可理解为系全身骨骼肌功能下降导致。

"胃脘当心而痛,两胁痛或急缩,脐下周围,如绳束之急,甚则如刀刺,腹难舒伸。胸中闭塞,时显呕哕,或有痰嗽,口沃白沫,舌强。腰、背、胛眼皆痛,头痛时作。"可以理解为局部肌肉问题,如胃痛、胁痛、脐痛,可能是腹部患肌所致;胸中气塞、胸闷气短可能是胸部患肌所致;此外,腰背头部存在患肌,导致其他症状。这些患肌存在的原因,是脾胃虚弱,供应肌肉的营养不足,全身肌肉可出现部分或整体的功能下降,即《素问·痿论》所言"脾主身之肌肉"。

头痛、身体困倦、气喘等症状,可以直接理解为头颈部、胸腹后背等肌肉功能失调。脉象无力或洪大,与心肌、血管平滑肌关系密切。其典型表现为发热,"皮肤不任风寒而生寒热""遍身壮热""燎其面",应是肌肉产热功能紊乱,也与肌肉相关。

总体来看,脾胃病的许多表现,都可以从肌肉的角度重新认识。

二、《脾胃论》中脾虚治疗

对于脾胃病的治疗,李东垣列举了许多的方剂,但最具代表性的是补中益气汤和补脾胃泻阴火升阳汤,二者核心思路是补中气、升清阳。使用人参、黄芪、白术等甘温补气,配合升麻、柴胡、羌活、防风等风药升阳。

使用补气药健脾益气,是前人经验,而用风药升阳是其创举。李东垣认为风药可行少阳春生之令,引清阳上升,除了升麻、柴胡、羌活、防风,还可用独活、藁本、蔓荆子等风药。

使用这些风药真正的意图是什么呢,其生理学实质是什么呢?

从肌肉的角度思考,我们可以认为,风药作用靶点是肌肉,其作用是改善肌肉血流量,进而消除患肌,推理的理由如下:

(1)风药一般为解表药,只不过是小剂量使用。

(2)表证多为肌肉病,表证主要有恶寒、无汗、头身疼痛等症状,从肌肉角度看,都是皮下和肌肉紧张缺血的表现。

(3)使用解表药后,发汗只是一种指征,背后隐藏机制是肌肉由挛缩变为松弛,血供得以改善。

风药和补气药相配,可协同增效。补气药可增强肌肉功能,小剂量风药改善肌肉供血,二者共同实现改善患肌功能的目的。

由此可见,李东垣对脾胃病的治疗,也离不开改善相关患肌的状态。

其实,胃肠道分布着大量的平滑肌,对于胃肠道疾病的治疗,自然离不开对平滑肌的调整。

不管是传统的中药,还是传统针灸或浮针,能够起效的关键,都离不开肌肉和血供。

胃肠道平滑肌和邻近的相关骨骼肌存在联络关系,二者在生理和病理上往往互相影响。内服中药,自内而外,调整胃肠道平滑肌和骨骼肌;浮针自外而内,松解骨骼肌,影响胃肠道平滑肌。二者虽然手段不同,但最终都能起到改善相关患肌的作用。

第六节　崩漏与患肌

一、益气摄血治崩漏

崩漏,是指经血非时而至,或暴下不止,或淋漓不尽;前者称为崩中,后者称为漏下,相当于西医学生殖内分泌失调引起的无排卵性功能失调性子宫出血。传统医学认为多因脾虚、肾虚、血热、血瘀等导致,临床治疗有补气、补肾、清热活血等法。

"久崩多虚,久漏多瘀",崩漏一证,虚多实少,热多寒少。有人对三部名医类案(明代的《名医类案》、清代的《续名医类案》、当代的《二续名医类案》)中崩漏医案用药规律进行分析,发现核心药物为当归、白芍、炙甘草、白术、黄芪、酸枣仁,重点方剂为补中益气汤和震灵丹,组方思路为重视脾胃、健脾益气,气血并重、以气为先,调补八脉、固摄奇经等[①]。

中医常使用补气法治疗崩漏,有许多成功的验案。如《医学衷中参西录》:"黎明时来院叩门,言其妻因行经下血不止,精神昏愦,气息若无。急往诊视,六脉不全仿佛微动,急用生黄芪、野台参、净萸肉各一两,龙骨、牡蛎各八钱,煎

---

① 毛萌.三部名医类案医籍中崩漏医案用药及组方规律初探[D].北京:北京中医药大学,2010.

汤灌下,血止强半,精神见复,过数点钟将药剂减半,又加生怀山药一两,煎服全愈。"用黄芪、人参补气摄血,再配合一些收敛药,对于气虚型崩漏效果显著。

甘秀伦医师曾治疗过病情急迫的崩漏,也是用了补气摄血法。一个 20 岁的女学生,发作时是月经第二日,本次经量是以前的三倍,精神十分紧张。因病势较急,建议她去医院检查,但她不愿去医院,想要先服中药治疗。查其脉虚而无力,舌淡胖有齿痕,辨证为气虚证。处方如下:生黄芪 50g,三七粉 3g,当归 20g,山萸肉 20g,陈皮 10g。三剂。并叮嘱如病情严重及时去医院。两日后告知,月经已止住。当时很有成就感,觉得中药治疗崩漏还是很快的。现在甘医师知道了,还有比中药更快的对付这类病症的方法了。

二、改善患肌治崩漏

学习浮针后,发现浮针竟然也对崩漏有效,而且效果经常更迅速。

2020 年 3 月底,英国剑桥吴继东老师的诊所治疗了一例崩漏病人。患者是 40 岁华裔,半年前行卵巢囊肿手术后,每月的经血变得淋漓不止,通常要行经 20 多天。看过中医,服了许多中药,包括人参、三七等,没有多大改善。来吴老师诊所时,吴老师起初也以为妇科病是中药的适应证,准备开中药。这时,病人同时提到了腹部总是隐痛不舒服,还有痛经史。于是触摸了病人的腹部,结果发现腹部腹直肌下段、腹外斜肌等均是患肌。随即浮针处理了以上患肌。病人走时,带走疏肝清热凉血活血的中药三剂回家煮熬,一个星期后病人来复诊,告知月经停止了。吴老师还以为他的中药方子起作用了,随便问了病人中药服完了没有? 病人说:"中药还没有煮,因为上次浮针后,当晚就不流血了。你的浮针真灵。"

这事让吴老师很惊讶,于是在欧洲浮针微信群里讨论了为什么浮针能止血,也曾向浮针发明人符仲华咨询此事。符仲华回答说:"我好几年前就用浮针治疗多例经血淋漓不尽了。如果手法和再灌注活动到位,最快的几分钟后就可止血。"

仅仅是松解一下肌肉,为何能够止住子宫内的不正常出血呢?

现代医学认为,子宫的小血管平滑肌节律性收缩和舒张,使远端的子宫内膜缺血坏死崩解脱落,形成月经。

浮针治疗崩漏可能机制一:平滑肌收缩障碍,不能使得出血部位的血流速度减慢(图 10-6-1),血液凝固系统不能正常启动,导致凝血障碍,形成异常出血。浮针干预子宫平滑肌或小血管平滑肌,促进子宫肌肉收缩,恢复正常形态,对肌层血管有夹闭作用;或重构子宫小血管平滑肌张力,让血管平滑肌能正常收缩,从而减少子宫出血。

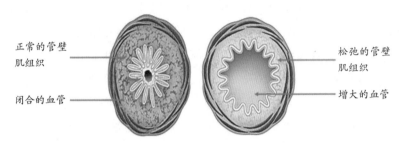

正常的管壁肌组织　　　松弛的管壁肌组织

闭合的血管　　　增大的血管

图 10-6-1　管壁肌层与管径关系示意图

　　浮针治疗崩漏可能机制二:子宫的强有力收缩促进子宫内膜的脱落,腹部肌肉和子宫平滑肌功能障碍时,局部收缩乏力导致部分子宫内膜剥脱不全,出现大量或长时间出血的崩漏现象。西医妇科临床迫不得已时会运用刮宫术,清除残余子宫内膜直至切除子宫。浮针处理腹部患肌,有利于子宫肌肉收缩,促进子宫内膜的排出,从而达到快速止血的目的。

　　浮针临床放松患肌,提高子宫收缩力,治疗崩漏的机制,和中医临床的“气虚 + 血瘀”辨证有异曲同工之妙,提高腹部肌肉和子宫平滑肌的功能相当于益气,排出残余子宫内膜相当于化瘀,从而达到“标本兼治”和“急则治其标、缓则治其本”的目的。

　　这个问题和孕妇生产后出血不止道理差不多,排除凝血功能障碍,大部分因为长时间生产导致子宫收缩乏力,胎盘部分残留,导致产后出血不止,妇科常会静脉滴注或者肌内注射催产素,促进子宫的收缩以排出残余胎盘。实在不行的话,也要行清宫术。

　　上述两个可能机制,或其中一个起作用,或两者都不同程度地起作用。不过,无论是哪个机制,都与肌肉紧密相关。

三、气与患肌

　　崩漏,传统都认为是中医内科的适应证,以前我们都没有想到浮针同样能达到“摄血”的效果。以为浮针或传统针灸,能行气活血。既然活血,如何止血?相反的两种状态,怎么可以有一种治疗结果产生?

现在才知道，"活血"和"止血"都是结果，原因是"气"（肌肉功能）增强了（图 10-6-2）。这种情况也应该当作双向调整作用。

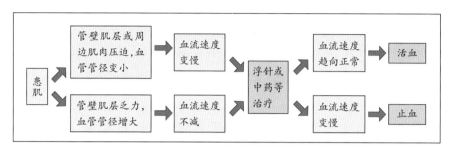

图 10-6-2　同样治疗，既可活血，也可止血，取决于原来的病理状态

在治疗崩漏方面，补气的中药和调整肌肉张力的浮针之间，异曲同工！通过调整肌张力，浮针可恢复子宫平滑肌和血管平滑肌的收缩能力，达到止血的效果；而中药补气的作用，在很大程度上也是恢复了子宫平滑肌和血管平滑肌的收缩能力，进而达到止血的目的。

中医学认为脾主肌肉，脾统血。说实在话，以前囫囵吞枣，死记硬背，并不理解，不理解肌肉和统血之间的关系，可惜得很。

通过浮针和中药治疗崩漏等良性慢性出血性疾病的比较，对比气血新论，发现古代先贤的临床观察实在是细致入微，总结实在是高屋建瓴，论述实在是提纲挈领。

希望这节的论述有助于中医学子更加敬仰祖先的智慧，遵从祖先的教导。

第七节　功能性便秘——补气与调整患肌

对于气虚型便秘，魏龙骧[1]先生创制的白术通便汤非常有名，他认为："高龄患便秘者实为不少。一老人患偏枯，步履艰难，起坐不便，更兼便秘，查其舌质偏淡，苔灰黑而腻，脉见细弦。此乃命门火衰，脾失运转，阴结之象也。处方以生白术 60g 为主，加肉桂 3g，佐以厚朴 6g，大便遂能自通，灰苔亦退，减轻不少痛苦。类似病人，亦多有效，勿庸一一例举。"他还谈道："便干结者，阴不足以濡之。然从事滋润，而脾不运化，脾亦不能为胃行其津液，终属治标。重用白术，运化脾阳，实为治本之图。故余治便秘，概以生白术为主，少则 30～60

---

① 刘强 . 名老中医医话 [M]. 重庆：科学技术文献出版社重庆分社，1985.

克，重则 120～150 克，便干结者加生地以滋之，时或少佐升麻，乃升清降浊之意。若便难下而不干结，或稀软者，其苔多呈黑灰而质滑，脉亦多细弱，则属阴结脾约，又当增加肉桂、附子、厚朴、干姜等温化之味，不必通便而便自爽。"

我们也曾用浮针治疗过一些功能性便秘。关于浮针治疗老年性便秘，几乎每个浮针人都有大量的成功病例，"浮针大世界"微信公众号中就有不少文章。浮针能够治疗的便秘类型，多表现为便质略干，缺乏便意，经检查无器质性改变。

我们发现，①这些功能性便秘患者，都存在腹部的患肌，如腹直肌、腹斜肌等；②通过松解肌肉，经常可迅速缓解便秘症状。

下面是南京浮针医学研究所 2014 年的病例：

杭某，女，53 岁，江苏人，主诉大便困难已有 25 年。患者 25 年前无明显诱因出现大便困难，大便干，腹部胀满无便意。三五天后腹部憋胀难受，仍无便意，就自服酚酞片，以解一时之快，如是反复 20 余年。患者饮食习惯正常，无偏食，无其他特殊不良嗜好。患者因此病在当地医院问医无数，中西医治疗皆罔效，在悲观失望时，偶知浮针信息，半信半疑地前来就诊。

检查：下腹部膨隆，腹直肌、腹外斜肌、股直肌、股内侧肌为患肌，浮针进针扫散，配合再灌注活动。第一次、第二次治疗后，无明显效果，第三次治疗后，患者可以自主大便，第四次来诊时诉，三诊后每日可以自主大便，更惊喜的是腹部膨隆消失，觉得浮针治疗还有明显减肥功能。告知，腹部膨隆因大便不通，腹部胀气而已。四诊结束，嘱患者养成规律的排便习惯，坚持锻炼身体，再观后效。这个病人离开时，连连鞠躬。

对比中药和浮针两种治疗老年性便秘的方法，一个是松解腹部肌肉，一个是通过白术补气，那么，二者是否是殊途同归的呢？

既然治疗同样的病症，同样有效，都没有使用直接影响大肠功能的药物（如大黄等），我们可以推断：浮针和中药殊途同归，都影响了相关的肌肉。

肌肉与便秘有什么关系？

老年性便秘属于功能性便秘，中医上常常叫"气虚性便秘"，多发生于产后妇女或者老年人身上。在有些医学书上，也把这种便秘称为"传输型便秘"，主要表现为排便间隔时间延长、大便干结、排便困难等，为什么排便间隔时间长？这是因为肠道平滑肌力量不足的原因，不能使得肠道正常蠕动，大便在肠道内的推进速度下降。大肠具有吸收粪便中水分的作用，因为行进速度慢，滞留时间长,水分被更多地吸收,继而发生大便干结、排便困难的情况。

因此,这类便秘的主要原因就是肌肉病态,肠道动力功能下降。肠道平滑肌和下腹部肌肉,如腹直肌、腹斜肌等协同工作,也可共同致病,这时表现为腹直肌、腹斜肌等处于患肌状态,因此,治疗腹直肌、腹斜肌等肌肉常常收到良好效果。

很多人觉得不可思议,觉得便秘与肌肉的关联实在匪夷所思,但确实是这样,无论是中药还是浮针,都是作用于肌肉。

治疗这类便秘,可以通过浮针、传统针灸、按摩等各种方式松解相关肌肉;或者通过中药补气、理气药,恢复相关肌肉的功能,二者渠道虽然不同,但确是殊途同归。

请大家注意,如果仅仅是排便间隔时间长,大便并不干结,这种情况一般不需要治疗。需要治疗的这类便秘,诊断应着眼于干结。

第八节 中药与患肌

一、风药升阳

风药理论源于金代张元素《医学启源·药类法象》,根据药物的升降浮沉将药物归纳为"风升生""热浮长""湿化成""燥降收""寒沉藏"等五种类型,其中"风升生"的药物包括羌活、独活、防风、葛根、柴胡、升麻、细辛、白芷等。李东垣在此基础上提出"风药"之名,并将之广泛应用于脾胃病、眼目口鼻病等内科、五官科疾患。

该理论认为,风药多质轻味薄,且具有升散、通行的特性,不仅具有祛风、息风、搜风功效,还有解表、升阳、疏肝、除湿等作用。

初学中医时我们总是不好理解,风药为何能够升阳? 所谓风药如春气之生发,用上小剂量的升麻、柴胡、羌活、防风、蔓荆子等解表药,就可以升举清阳,以治脾气之下陷,治疗脱肛、肢体怠倦乏力、胃口不好、食少便溏等症状。为何临床应用还很有效?

直到看到了浮针门诊,理解了"当脐有动气"是腹壁肌肉的问题(见上文),我们才豁然开朗。传统医籍里面的一些论述笔者原先觉得它很模糊或者有点异想天开,通过这个患肌的触摸,才知道很多的记载很有道理,是基于真实的临床观察，只是我们以前不懂。比如，李东垣在治疗这种当脐有动气的脾虚时，会用什么方呢，他会用"补脾胃泻阴火升阳汤""补中益气汤"等，这些方子里，会用一些补气药，如黄芪、白术、甘草来补虚；此外，用了小剂量的风药，比如羌活、防风、升麻、柴胡、独活、川芎、蔓荆子、白芷等。

李东垣认为风药能泻阴火升清阳，能够生发肝胆之气，就像春天的风一样，能升发清阳之气。当然，这只是他的论述，以前我也是这样理解的，觉得人体的气机的运转就像春夏秋冬一样，有升降浮沉的过程。但是经过这些浮针的病案作者明白了，风药的作用或许就是为了疏解患肌，改善患肌的供血，让腹直肌、股四头肌这些患肌松软，进而改善胃肠道的整体环境。

现在知道了，古人提出的风药理论，是基于真实的临床观察。这些医家发现了一些现象，发现了小剂量的解表药可以改善胃部环境，但是不知道什么机制，他们只能把它记载下来，告知后世医家遇到这类情况应该怎么办。因为当时还没有完全清楚肌肉的概念，只是使用取类比象的方法来阐释它，称之为风药。

现在，借助气血新论的视角，我们推理，风药也是通过改善肌肉功能，来实现其"升阳"的作用。

二、白芍与患肌

白芍有"余容""将离"等别名，具有养血敛阴、柔肝止痛、平抑肝阳等作用，药理研究证实白芍可抑制中枢、镇静、解痉而镇痛。经典名方芍药甘草汤有缓急止痛之功，这个我们都好理解。但有一些方子中，也用了白芍，其背后的深意，其实是想不太明白的。

比如真武汤中，为何要用白芍？教科书上说是敛阴、舒筋止痛、反佐温燥药和利小便。道理说得挺清楚，可我们总感觉理解不了，为了利水，用的也全是热药，为何便要加一个凉性的白芍？所以在临床中就不明白，开真武汤时，白芍何时该加，何时可弃。

有一天，在北京中医药大学国医堂的浮针门诊符仲华接诊了两个水肿的患者。

第一个患者本是为治疗腰椎间盘突出，但近期出现了左下肢水肿，自膝盖以下肿胀，呈凹陷性水肿。甘秀伦以为，水肿不是浮针的适应证，特请教符仲华老师。符仲华检查之后，在左侧大腿施用浮针治疗，松解股直肌，扎完针做了再灌注活动,患者惊喜地说胀感减轻了,医生也发现患者脚踝部出现了皮纹,这代表水肿开始消退。患者出去观察了半小时,回来后再观察,下肢肿胀感消失,水肿减轻了一半。

无独有偶,随后又来了一个水肿患者,这位是双侧下肢水肿。甘秀伦本以为符仲华老师会两腿并针,但检查后,符仲华只在右侧腹直肌上行针治疗,做了再灌注活动后,患者脚踝也出现了皮纹,半小时后水肿同样减轻了一半!

两个病例都是一针,一针后水肿减轻了大半。

原来患肌也会导致水肿。虽然小静脉行走在空松的部位,例如皮下,但较大的静脉常常行进在肌肉旁边,容易受到肌肉的状态的影响。紧张的肌肉会压迫这些较大的静脉,阻碍静脉的回流,使得组织液滞留在组织间,形成水肿(图10-8-1)。如果松解了这些紧张的肌肉,静脉回流顺畅,水肿就改善了。

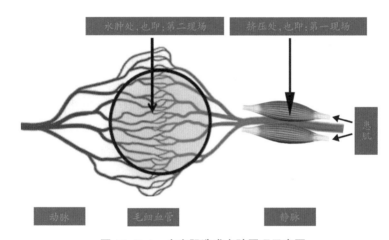

图 10-8-1　由患肌造成水肿原理示意图

看完两个病例,甘秀伦突然想明白了自己治疗的一个病例。

一个双下肢水肿 20 年的患者,给用了真武汤、肾气丸、四妙丸、肾着汤、五苓散、瓜蒌瞿麦丸等方,治疗两月,把他能想到的治水方都试遍了,但病情毫无进展。后来无奈之下,随手在瓜蒌瞿麦丸上合了一个鸡鸣散,没想到竟然起效了,患者一周比一周好,吃了一个月后水肿消失。但为何鸡鸣散有效,着实想不明白。

看完这两个浮针病例后明白了,鸡鸣散可能就是针对了腹部肌肉,苏叶、吴茱萸、生姜、陈皮、槟榔,这些都是治疗中焦的药,可能靶点就是腹部肌肉。通过放松腹部肌肉,进而改善下肢静脉回流,实现治疗水肿的作用。

再回过头来看真武汤，白芍是不是也作用于肌肉呢？《伤寒论》316 条："少阴病，二三日不已，至四五日，腹痛，小便不利，四肢沉重疼痛，自下利者，此为有水气，其人或咳，或小便利，或下利，或呕者，真武汤主之。"其中，"腹痛、小便不利"有可能是由腹部患肌导致，"四肢沉重疼痛"有可能是由四肢患肌导致。在利水药中，加上松解肌肉的白芍，通过松解患肌，进而改善静脉回流，从而促进"温阳利水"功效的实现。

此外，用白芍的方剂还有很多。

比如桂枝汤里有白芍，桂枝汤的作用是解肌调营卫，白芍与桂枝相配，也许是松解体表患肌，改善体表肌肉的血供，从而治疗畏寒汗出。

益气聪明汤里有白芍。浮针医生都知道，颈椎病头晕的患者，颈部的肌肉都会紧张，通过浮针改善颈部患肌，可迅速改善脑部供血，解决头昏、眼干等症状。那么白芍是不是也能松解颈部肌肉呢？

痛泻要方、芍药汤里用白芍，我们通过用浮针治疗腹泻的经验，理解了腹直肌、腹斜肌对于便秘、腹泻的改善作用，那么白芍是不是也能松解腹部肌肉呢？

四逆散、逍遥散，用芍药，所谓的疏肝理气，是不是松解肋间肌、前锯肌等肝经循行部位的肌肉呢？

传统中医理论认为，白芍酸能入肝，能平肝柔肝，而肝藏血，肝主筋。这也说明了白芍对肌肉系统发挥了作用。

三、冷症何时该用附子

治疗冷症，往往会想起温阳药，其中第一个被想起的是附子。

附子是温阳药的代表，属于大辛大热之品，有回阳救逆、补火助阳、散寒止痛等功效。历史上许多医家将其誉为"回阳救逆第一品"，认为其"有速达回阳之效，救人神速与顷刻之间的圣药"。张仲景就创立了许多名方如四逆汤、桂枝附子汤、麻黄附子细辛汤等，具有回阳救逆、温阳通脉等作用。千百年来，出现了许多擅长使用附子的医家，甚至诞生了"火神派"。

但冷症一定要温阳吗，或者说一定要用附子吗？何时该用附子，何时又不该用呢？

要回答这个问题，首先要理解冷症的原理，以及温阳的内涵。从气血新论的视角，理解起来别有一番感受。

我们先看几个南京浮针医学研究所的病例：

病例1：赵某，男，34岁，手足冰冷10余年，越到冬天越严重，虽然手足冰冷但却手足汗出很多，出的汗却凉。以前一直未重视，近些年症状较以前加重，故开始中药治疗，曾口服某"火神派"中医大家的中药2月，中药附子的用量由起初的每剂90克，逐渐到最后的100克，但效果仍然不好。听说浮针可以治疗冷症，于是前来诊治，经检查发现腹直肌、腹斜肌、大腿内收肌群、腰方肌、竖脊肌为患肌，给予浮针治疗1次后就感觉手足温暖，疗效持续2天多，共治疗4次症状就明显改善了。

病例2：杨某，女，31岁，小腹部冰冷2年，一年四季小腹部冰冷，自述似冰块放在腹部，伴月经不调，痛经，面色黯，睡眠质量差，婚后3年一直未孕。多家医院系统检查均未见明显异常，一直中药治疗效果不好。最近因腰部疼痛来研究所浮针治疗，了解到还有腹部怕冷等情况后一并给予治疗，检查患肌有：腹直肌、腹斜肌、腰方肌、竖脊肌、臀大肌。经过6次的治疗后小腹温暖，无冷感，痛经明显好转，面色红润有光泽，睡眠明显好转。

病例3：王某，男，50岁，上腹部胀痛伴怕冷1年，因工作繁忙压力大加上饮食不规律，逐渐出现上腹部症状，平素不能食用米饭等稍硬的食物，只能吃煮烂的面条，全身怕冷乏力，上腹部冰冷异常，在某医院中药治疗半年余，未好转。经朋友介绍来浮针治疗，治疗5次后腹部胀痛好转，第9次后上腹部怕冷症状好转，12次后症状明显好转。3个月后随访竟完全康复，不仅上腹部胀痛消失，吃米饭也无不适，上腹部怕冷及全身怕冷症状消失，面色由以前的萎黄变成红润，体重也有增加。

这几个病例中医辨证属于阳虚，但治疗不能仅考虑补阳，因为患者还有可能伴有"阳郁"。

"阳虚"一般存在于年老体弱或者长期慢性消耗性疾病的患者，这类患者阳气根源上不足，所以治疗上使用附子、干姜、肉桂、菟丝子等温热药物。

"阳郁"的患者虽然也有怕冷的表现，但这些患者一般比较年轻，身体素质还不错，患病的时间也不长，这些患者不是人体阳气根源上不足，而是阳气的运行不通畅，所以治疗起来用附子等温阳药效果就不好。

张仲景在《伤寒论》中已有所述，在少阴病篇中除了提到治疗"阳虚"的附子剂之外，还提到了治疗"阳郁"的四逆散，《伤寒论》第318条曰："少阴病，四逆，其人或咳，或悸，或小便不利，或腹中痛，或泻利下重者，四逆散主之。"看着像是个少阴病的寒证,似乎当用温阳药,可张仲景却认为其实是阳气郁结,所以用了柴胡、芍药、枳实这些药物。

从气血新论角度,可以更清晰地理解这个问题。

为何会产生冷症呢?因为全身或局部的热量不够了。为什么不够呢?要么是产热环节出了问题,要么是运送热量环节的问题。

在人体中,肌肉是产生热量的主要器官,动脉是运送热量的主要渠道。动脉由于各种原因造成流速减慢,就会影响到热量的敷布。其中,患肌影响动脉的搏动或者挤压动脉是常见原因(图10-8-2)。因此,解决患肌就能解决多数局部怕冷的情况。

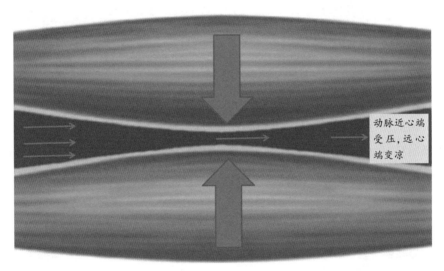

动脉近心端受压,远心端变凉

图10-8-2　动脉上端受压,就会造成流速减慢,下端热量不足

如果用自来水来打比方,局部地区缺水了,有两方面的原因,一方面是自来水厂供水少了,另一个是自来水管道堵了。水厂缺水,那要增强动力,从水库抽出更多的水来,相当于用附子剂温阳;如果自来水管道堵塞,就需要疏通管道,这时候自来水厂怎么抽水都于事无补,就要用四逆散等放松肌肉,也相当于浮针治疗消除患肌,达到通阳的目的。

基于气血新论的锻炼方法及其机制分析

随着全民健康意识的提升,越来越多的人选择通过太极、八段锦、瑜伽等项目强身健体,提高生活质量,尤其是中老年人及慢性病患者更为注重健身的重要性。健身可以增强我们的耐力以及对疾病的抵抗力,可惜传统健身方法需要长时间学习,甚至需要专门老师教授,且锻炼时常常受时间和环境的影响,难以坚持。

随着社会化分工的不断细化,人们越来越多地从事某一种活动或工作,使得局部肌肉容易劳损,容易出现颈腰部或者全身酸痛的情况,长时间的疼痛会影响情绪,降低工作效率、生活质量,日久成疾再去医院治疗时往往需要耗费大量人力物力,因此,创立一种简单易学的锻炼方法非常必要。

在长期的肌肉病痛的临床治疗中,我们逐渐摸索出了一套简单高效的运动方法:"**四向懒腰 Plus**"锻炼法。

伸懒腰人人都会,是人的本能,甚至不仅仅是人的本能,猫狗这些动物都会伸懒腰。看似很简单,实则内有乾坤。伸懒腰,英文中叫 stretch oneself,也经常叫作 stretch oneself with yawn 或者 yawning and stretching。yawn 是打呵欠的意思,因为伸懒腰的同时常常打呵欠。

伸懒腰实际上是两种活动的结合:①拉伸肌肉,尤其是躯干的纵向肌肉;②深呼吸。但是,一般的伸懒腰动作随意性强,程度常常不足,我们临床指导病人时,常常让病人倾全力实施,所以叫懒腰 Plus,或者叫强化懒腰。

因为躯干的肌肉很多,要尽可能地多方向的拉伸,我们临床使用时,朝四个方向:左前上方、右前上方、左后上方、右后上方。

下面是具体实施方法:

步骤一:双脚开立与肩同宽,双手交叉在胸前,上举过前额,这时需要深吸气,时长约为 5 秒。

步骤二：当交叉的双手到达前额前上方后，反转手心，向左前上方用力伸展，动作要缓慢，充满拉伸感，同时缓慢深呼气，直到呼气完毕，时长大概 8 秒，眼睛跟随手交叉，身体尽可能地向上延伸，这时右侧胁肋部常有轻微拉伸感。

步骤三：步骤二结束后，将手交叉重新置于胸前，掌心向胸，做三次自然呼吸，大概 10 秒，然后重复步骤一和步骤二，只是方向由左前上方改为右前上方。

左后上方、右后上方的动作与上两个一样，只是方向不同。

注意：呼气时，脖子要有胀满感。

四个方向的动作都完成后，可以判定一下完成质量。**判定标准：人体常常总体有轻松感，稍有疲倦感和微微汗出。**

一般半小时内不要重复进行这个方法的锻炼。

下图（图附 1）为操作示意：

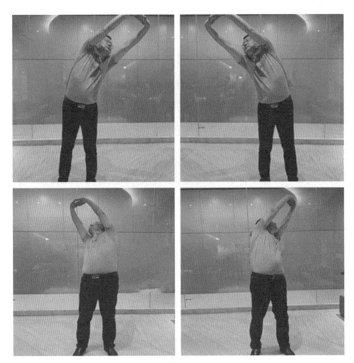

图附 1 "四向懒腰 Plus" 锻炼法示意图

伸懒腰缓解肌肉酸痛的原因我们认为主要是三个：

一、大范围地拉伸了肌肉。在做站立位四向懒腰 Plus 时，可牵动全身大部分肌肉,当双手交叉上举时,影响的肌肉主要有:斜方肌、菱形肌、背阔肌、前锯肌、胸肌、三角肌、腹肌、髋部的臀肌,大腿的股四头肌和腘绳肌,小腿的胫骨肌、腓肠肌等。拉伸是肌肉功能恢复的常用方法,大量研究表明拉伸有助肌肉的恢复[1-3]。

二、深呼吸。在做站立位四向懒腰 Plus 时,深呼吸是胸腹式联合进行,这样可以排出肺内残气及其他代谢产物,吸入更多的新鲜空气。深呼吸能使人的胸部、腹部的膈肌等相关肌肉,以及内脏器官得以较大幅度的运动。

三、有助于改善血循环。伸懒腰还有助改善情绪。现代医学研究也表明肌肉状态和情绪之间是有关系的,Svensson HO[4]发现工作单调、过度焦虑等与腰背痛的发病相关,焦虑性腰背痛是以焦虑障碍和疼痛为主诉的疾病,存在焦虑障碍可以导致慢性疼痛,害怕疼痛反复发作而不敢运动,回避疼痛和警觉过度,焦虑加重。渐进性肌肉放松训练(progressive muscle relaxation, PMR)是一种系统、深度放松肌肉的方法,最初由 Edmund Jacobson 于 1938 年创立并应用,之后被广泛运用于治疗失眠、抑郁、焦虑情绪等方面的疾病[5-6]。这些都说明机体肌肉活动与情绪状态相互影响。

因此,"四向懒腰 Plus"锻炼法有助于改善肌肉的功能,改善血循环,也能舒缓情绪,而且,适用人群广,不论年龄大小,是久坐办公室里的脑力劳动者,还是室外的体力劳动者,不必掌握特定的运动技巧,皆可运用。

"四向懒腰 Plus"不仅仅用于养生保健,也可用于辅助治疗,现在我们浮针的临床上常常使用,收到了良好效果。

参考文献

1. MCHUGH M P, COSGRAVE C H. To stretch or not to stretch: the role of stretching in injury prevention and performance[J]. Scandinavian journal of medicine & science in sports, 2010, 20(2): 169–181.

2. SMALL K, MC NAUGHTON L, MATTHEWS M. A systematic review into the efficacy of static stretching as part of a warm-up for the prevention of exercise-related injury[J]. Research in sports medicine, 2008, 16(3): 213–231.

3. THACKER S B, GILCHRIST J, STROUP D F, et al. The impact of stretching on sports injury risk: a systematic review of the literature[J]. Medicine and science in

sports and exercise, 2004, 36(3): 371–378.

4. SVENSSON H O, ANDERSSON G B.The relationship of low–back pain, work history, work environment and stress[J]. Spine, 1989, 14(5): 517–522.

5. NICKEL C, LAHMANN C, MUEHLBACHER M, et al. Pregnant women with bronchial asthma benefit from progressive muscle relaxation: A randomized, prospective, controlled trial[J]. Psychotherapy and psychosomatics, 2006, 75(4): 237–243.

6. DEHDARI T, HEIDARNIA A, RAMEZANKHANI A, et al. Effects of progressive muscular relaxation training on quality of life in anxious patients after coronary artery bypass graft surgery[J]. The Indian Journal of medical research, 2009, 129(5): 603–608.

（本文部分发表在 2020 年第 7 期的《中医健康养生》杂志，撰写和拍摄得到北京中医药大学郭振宇、吴凤芝老师以及北京按摩医院的陆亚麟医师的大力支持）

关于气血新论的第一篇论文

气血新论

符仲华[1][①]　甘秀伦[2]　吴凤芝[2]　韩琳[2]

（1 南京浮针医学研究所　江苏 210029；2 北京中医药大学）

摘要：气血理论是中医基础理论的重要组成部分。"气"和"血"是人体的物质基础和能量源泉，是中医临床的出发点和落脚点。本文秉承传承创新的思想，结合基础医学的理论，试图对气血理论进行新的诠释："气"与肌肉的功能有两个共同特点：动态与无形，两者在一定程度上可以互通；"血"对应于西医的血液和血循环。通过分析"气"和"血"的关系，认为二者的关系约等同于"肌肉－血液（血循环）"的关系，气血的功能绝大部分可以通过肌肉和血液（血循环）的功能实现，本文用典型案例进行了说明。

关键词：气血理论；基础医学；肌肉－血液（血循环）

中图分类号：R2-03　**doi**: 10.3969/j.issn.2095-6606.2020.03.013

New theory of qi and blood

Fu Zhonghua[1], Gan Xiulun[2], Wu Fengzhi[2], Han Lin[2]

(1 Nanjing Fu's Subcutaneous Needling Institute,

Jiangsu 210029; 2 Beijing University of Chinese Medicine)

Abstract: Qi and blood theory is an important part of basic theory of traditional

---

① 符仲华，男，博士，博士研究生导师，E-mail：139004426@qq.com

Chinese medicine. "Qi" and "blood" are the material foundation and energy source of the human body, as well as the starting point and foothold of clinical Chinese medicine. This article adheres to the ideological guidance of inheritance and innovation, combined with basic medical theory, trying to make a new interpretation of the theory of Qi and blood: "Qi", like muscles, has two same characteristics: dynamic and invisible, the two can communicate to a certain extent; "blood" corresponds to the blood and blood circulation of modern medicine. By analyzing the relationship between "Qi" and "blood", it is believed that the relationship between "Qi" and "blood" is approximately equivalent to the relationship between "muscle-blood (blood circulation)". Most of the functions of Qi and blood can pass through muscle and blood (blood circulation) function. This article uses a typical case to illustrate the theory.

Keywords: qi-blood theory; basic medicine; muscle-blood (blood circulation)

气和血是构成人体的物质基础,也是人体生命活动的动力和源泉,气血盈亏关系着人体的盛衰。《素问·调经论篇》中记载:"人之所有者,血与气耳。"《景岳全书》中记载:"气全则神旺……血盛则形强。人生所赖,惟斯而已。"气血理论是中医基础理论的重要组成部分,是中医学对机体生命观察的基本素材,是中医临床的出发点和落脚点,也是辨证施治的主要理论依据。新时代的中医学要发展,必须在基础理论研究上有新的突破,中医人应不断探索和挖掘,传承创新,发展和完善气血学说,揭示其理论实质,丰富其科学内涵,以推动中医学理论的创新。本研究基于对基础医学的认识和临床实践,对气血有了一些新认识,即气约等同于肌肉的功能,血对应血液(血循环),气和血的关系约等同于肌肉的功能和血液(血循环)的关系。

1 肌肉的含义

人体有四大组织:上皮组织、结缔组织、肌肉组织和神经组织,其中能够收缩的组织是肌肉组织。肌肉组织在神经系统的协调下工作。根据外观和细胞的位置,肌肉分为3类:骨骼肌(横纹肌)、心肌(横纹肌)和平滑肌(无横纹肌)。骨骼肌几乎只与骨骼相连,构成人体肌肉组织的主体,由大脑皮层控制,是随意肌。心肌由心脏起搏器窦房结控制。平滑肌分布于内脏、血管等部位。

与心肌一样,平滑肌的运动是由自主神经系统调节,不能随意控制,属于不随意肌。

因此,本文所说肌肉,既包括肌肉器官,也包括肌肉组织,人体之所以能够动起来,之所以被称为"动物",就是因为有肌肉。

2　气的概念广泛,皆主"动",约等同于肌肉功能

中医学认为,气既是构成人体的基本物质,又是人体脏腑组织生理功能的体现[1]。气的推动调控作用、温煦作用、防御作用、固摄作用和气化作用共同维持着人体的正常生理功能。《说文》中有:"气,云气也。"[2]意即气体是大自然的一种现象,视之无形,触之而动。运用到人体上,气与力常相联系,合二为一,常说"气力"或"力气"。《战国策·西周策》:"夫射柳叶者……少焉气力倦。"《史记·齐悼惠王世家》:"朱虚侯年二十,有气力。"古代先贤把力量产生的原因归结为气,把人体或各成分的运动都归因于"气"。因为人体各成分很多,运动的方式更多,因此,气的种类就纷繁复杂:气总体上分为阳气、阴气;功能上分为荣气、卫气、元气、真气;从分布上又分为宗气、胃气、元气、真气;而从脏腑经络又划分为五脏之气和经气,每个脏器又有其本气,各经络也有不同的经气。

无论"气"表现为什么功能,命名是什么,其共性至少有两个:①运动;②无形。

关于第一个共性"运动"。人体中具有主动运动功能的只有肌肉组织。肌肉组织使人体"动"起来,产生了各种功能,不同肌肉产生不同功能,心肌泵血,胃肠平滑肌协调消化,呼吸肌主管呼吸,泌尿道平滑肌负责泌尿,骨骼肌让人体拥有运动的能力。不同类型不同部位的肌肉各司其职,各展其能,表现出完全不同的状态,因此,我们推测,古代先贤用不同的"气"来描述各个不同的肌肉功能。

关于第二个共性"无形"。人体有什么样的功能,就有什么样的结构去完成。"气"是无形的,又是运动的,也就是说——一个无形的结构完成了运动的功能,这是不可能的。唯一的可能是这些功能是由多种器官完成,是多种器官功能的集合。多种器官功能一样的,最大可能是这些器官由同一种组织所构成。肌肉组织分布在很多器官上,符合这一特征。因为分布在很多器官上,所以"无形"。此外,人体死亡后,肌肉停止了运动,其功能亦随之消失,人体之"气"也就无从说起了,此谓"无形"的第二层意思。

3 血对应血液和血循环

气血的"血"即是血液[3],就是西医学血循环中的血液。《内经》时代,古代先贤已经对血液的重要性有充分的认识,对"血"的生成、储藏、运行渠道都有具体的描述。最具代表性的描述是《灵枢·决气》中:"何谓血? 曰:中焦受气,取汁变化而赤,是谓血。"《灵枢·营卫生会》说:"中焦……受气者,泌糟粕,蒸津液,化其精微,上注于肺脉,乃化而为血,以奉生身。"

中医"血"的概念,不仅仅指的是血管中的血液,也包括血循环,即"如环无端,周而复始"。在脉管中循环往复的流动,为脏腑、经络、形体、官窍的生理活动提供物质基础,起到营养和滋润全身的作用,血的生成、运行、功能以及血与脏腑、经络等关系与临床密切相关。

4 气血的关系对应"肌肉 – 血液(血循环)"的关系

从功能上看,"气"和"血"二者关系紧密,互为依赖,常合并称呼,或气血,或血气[4]。如《灵枢·本脏》中云:"人之血气精神者,所以奉生而周于性命者也。"《景岳全书》也曾描述:"气全则神旺……血盛则形强。人生所赖,惟斯而已。"而关于气血的特性《难经·二十二难》云:"气主煦之,血主濡之。""气"是无形的,是动的。"血"是有形的,主静。但血液是流动的,"血"流动的推动力来自哪里? 人们活动、奔跑、劳作时,也就是肌肉工作时,血液流动加速,躯体血色充盈。很明显,"血"运行的动力来自肌肉的运动,即所谓"气为血之帅"。

"气"的运动需要能量,其能量来自何处? 比如在外伤时,可因血流不止,失血而亡,肢体再也不能运动,"血"失而"气"(肌肉的功能)亡,这是"血为气之母"的表现之一。

从形态学上,也可以看出肌肉与血管的关系(见图1)。肌肉与血管互相伴随,互相促进,在生理上紧密相随。没有血液滋养,肌肉组织会成为一堆腐肉。没有肌肉或肌组织的搏动、推动挤压,血液就成为一潭死水[5]。

5 气血的功能绝大部分可以通过"肌肉 – 血液(血循环)"实现

传统中医认为,气有推动、防御、温煦、固摄、气化等生理功能,从现代医学角度看,以上所说"气"的这些功能如果没有肌肉的参与无一能够实施。气的推动、防御功能主要由骨骼肌和心肌完成,固摄、气化功能由平滑肌实现。肌肉是产热器官[6],毫无疑问具有温煦作用。

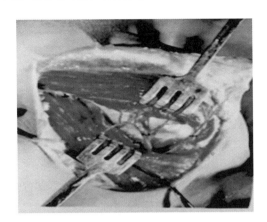

图 1　血管从肌肉内穿行

"气能行血",血液的正常循行需要推动力。《素问·痿论篇》记载:"心主身之血脉。"心是血液循环的动力器官,脉管是血液循行的通道,全身血液的推动有赖于气的作用,即心肌的舒缩搏动和血管平滑肌的律动。

"气能摄血",《难经·四十二难》记载:"脾裹血。"血液在脉中正常运行,不溢出脉外,体现了脾统血的功能。脾气的固摄力是保证血液在脉管中运行而不外溢的力量,而中医学又认为"脾主肌肉",阐明肌肉与脾的功能之间有密切的关系[7]。在生理学视角下,血管平滑肌和相关骨骼肌的收缩功能有助于止血。

"气能生血",血的化生有赖于气的气化功能。血液化生的物质基础包括营气、津液和肾精,其中营气和津液源于脾胃化生之水谷精微,《灵枢·决气》载有:"中焦受气,取汁变化而赤,是谓血。"此外,肾精亦能化血,《诸病源候论》中提到:"肾藏精,精者,血之所成也。"但肾精的充盛也要依赖后天水谷精微的不断培育。由此可知,血液的化生与胃肠道的消化吸收功能密切相关。而胃肠道平滑肌与周围相关的腹肌,都是消化系统正常工作的保障。此处生血之"气"可以理解为胃肠道相关肌肉参与消化吸收功能。

"血能载气",是指气存于血中,依附于血而不致散失,赖血之运载而运行全身。从肌肉的视角看,在血液顺利送达的前提下,肌肉才能发挥功能。

6 典型病例

张某,男,50 岁,2018 年 6 月 21 日在北京中医药大学国医堂初诊。主诉:全身畏寒 5 年。现病史:5 年前受凉后出现全身畏寒,后背尤为显著,夏天不敢吹空调,进空调房需加穿多层衣裤,自诉多次在医院体检均未见异常。既往史:既往体健,否认颈椎病、心脑血管疾病史。肌肉检查:左侧胸大肌和左侧肱二头肌挛缩紧张。治疗:采用一次性使用浮针,在左小臂内侧、肘弯下方 5cm 处进针,针尖向上,沿皮下进针。配合扫散、再灌注活动,松解相关紧张肌肉后,患者怕冷症状当场消失,治疗后令其对着空调吹,未察觉冷风,怀疑空调没开。

2018 年 6 月 28 日二诊:上次治疗后畏寒症状消失半小时,之后再次出现。检查:左侧竖脊肌上段、左侧胸大肌挛缩紧张。常规消毒后,运用一次性浮针治疗,松解紧张肌肉后畏寒症状再次消失。

2018 年 7 月 10 日三诊:畏寒症状消失持续一天多。检查发现右侧腹直肌上段挛缩紧张。运用一次性浮针治疗,松解该肌肉,症情即解。

2018 年 7 月 17 日四诊:畏寒症状消失持续时间较长,已基本不怕进空调房。处理:松解右侧腹直肌上段。

2018 年 8 月 17 电话随访:畏寒症状未再发。

按:该患者后背极度怕冷多年,曾被诊断为脾肾阳虚、寒湿阻络证。按照"肌肉与血液"这一新的气血理论思考,畏寒是因局部组织的营养或能量不足,而营养物质的供应是通过血液循环实现的,所以怕冷多是血液供应出了问题。该患者否认心血管疾病,故其血供差的原因应为肌肉挛缩,压迫血管,导致血流不畅,因而怕冷。使用浮针松解相关紧张肌肉,血供随之改善,即"气行则血行",故患者的怕冷症状亦随之消失。

7 小结

作为中医学理论中的内核,"气血"理论一直备受重视,该理论起源于《黄帝内经》,历代医家各有阐释与发扬,成为中医临床中不可或缺的指导性理论。本文在现代基础医学语境下,把气血理解为"肌肉 – 血液(血循环)",气主动而无形,可视为"肌肉的功能",血即为血液和血循环。在此直观的气血观指导下,可对临床许多疾病有新的认识,有助于开阔临床思路,拓展治疗手段;更有助于打通中西医理论壁垒,推动中医的现代化研究,进一步创新发展和发扬中医学。

当然，不能把"气血"完全等同于"肌血"，因为"气"的范围更广泛一些，例如，原气、肾气的一些功能就不能用肌肉的功能来解释，以后，我们会逐渐就此话题展开讨论，请方家指正。

参考文献：

[1] 张莽 . 解密《内经》"气" 理论 Ⅱ [J]. 现代中西医结合杂志,2004,13(16): 2103-2104.

[2] 许慎 . 说文解字 [M]. 北京:中华书局,1963:14.

[3] 刘燕池,雷顺群 . 中医基础理论 [M]. 北京:学苑出版社,2004:95.

[4] 李鼎,胡玲,汪润生,等 . 针灸学释难（重修本）[M]. 上海:上海中医药大学出版社,2006:1-2.

[5] 符仲华 . 浮针医学纲要 [M]. 北京 : 人民卫生出版社,2016:38.

[6] 宋志刚,王德华 . 基础代谢产热的分子机制 [J]. 生理科学进展,2001,32(4): 356-358.

[7] 郭春霞,张启明,王义国,等 . 骨骼肌的中医五藏归属 [J]. 北京中医药大学学报,2020,43（2）:93-97.

（发表于《现代中医临床》2020 年第 3 期）

附录 3

关于气血新论的第二篇论文

·理论探讨·

气血是中医的主要指标

符仲华[①]　吴凤芝　甘秀伦

（北京中医药大学浮针研究所　北京 100029）

摘要：继《气血新论》在《现代中医临床》发表后，气血的重要性越来越引起学界关注，但其在中医学中的地位还没有完全阐释清楚，需要进一步研究。指标是衡量观察目标时常用的方法，是现代医学界对健康与疾病状况的观察角度。中医学此前没有明确的指标概念。本文认为气血是中医核心理论的核心，是中医的主要观察指标和主要抓手，从以下4个方面进行阐释：分析气血与阴阳、五行、藏象、经络等中医核心理论的关系；阐释气血在望闻问切四诊中的地位；梳理气血状态在辨证中的体现，并从临床角度剖析调和气血为中医临床的主要抓手。气血分散在各个器官、各个部位，由多种小指标构成，医者借助不同感官收集出来，形成指标群。中医学现代化发展不能仅满足于对机体气血状态的描述，还需要借助现代科技手段对气血进行精准量化，以更好地服务于科研和临床。

关键词：指标；气血理论；基础医学

中图分类号：R2-03　doi:10.3969/j.issn.2095-6606.2021.03.008

---

① 符仲华，男，博士，博士研究生导师，E-mail:fsn@fuzhen.com.cn

Qi and blood as main indicators of traditional Chinese medicine

Fu Zhonghua, Wu Fengzhi, Gan Xiulun

(The Institute of Fu's Subcutaneous Needling,

Beijing University of Chinese Medicine, Beijing 100029)

Abstract: With the "New Theory of Qi and Blood" published in *Modern Clinical Chinese Medicine*, the importance of Qi and blood has attracted more and more attention in academic circles, but the status of Qi and blood in traditional Chinese medicine has not been fully explained and further research is needed. Indicators are commonly used methods for measuring and observing targets, and they are the angle of observation of health and disease in modern medicine. There has been no clear index concept in traditional Chinese medicine previously. This article holds that Qi and blood are the core of the core theory of traditional Chinese medicine, and are the main observation indicators and main grasping methods of traditional Chinese medicine. This article attempts to explain this from the following four aspects. Firstly, the relationship between Qi, blood and the core theories of traditional Chinese medicine such as Yin and Yang, the five elements, visceral manifestation, meridian, etc. is analyzed. Secondly, the status of Qi and blood in the four diagnosis methods of observation, hearing, inquiry, and pulse-taking is explained. In addition, Qi and blood from a clinical perspective as the main focus of TCM clinical practice are analyzed. Qi and blood are scattered in various organs and parts, and are composed of a variety of small indicators. TCM practitioners use different senses to collect them to form indicator groups. The modernization of traditional Chinese medicine can not only be satisfied with the description of the body's Qi and blood state, but also needs to use modern technologies to accurately quantify Qi and blood to better serve the scientific research and clinical practice of traditional Chinese medicine.

Keywords: indicator; theory of Qi and blood; basic medicine

《现代中医临床》2020 年第 3 期发表《气血新论》后 [1]，引起了较大反响，但关于气血在中医学中的地位，尚未阐释清楚。本文将从一个新视角阐释气血的重要性。

指标是衡量一个观察目标时常用的方法，对观察目标的部分或整体所表现出各方面变化进行观察、测定，从而判断该观察目标的状态。作为医学观察指标，至少应满足以下3个条件：①生病时指标表现出不正常的状态；②在疾病演变的过程中，指标可以随之而变化；③这些状态和变化，或者这些状态和变化的相关联产物的物理、化学性质，能够被我们的各种感官或者测量的仪器所感知。

西医学常用各种指标，如血压、体温、脉搏、血细胞分析等。几乎每个病症，都有很多指标。例如，肝炎有很多生化指标；面瘫也有很多测定指标。各式各样的指标，撑起了西医的高楼大厦。指标了解得越详细，专业水准就越高。

那么，传统中医学是否同样关注指标呢？古代先贤没有现代仪器，没有办法看到人体内的状态，可供观察的指标不多。只能根据"有诸内者，必形诸外"的原则，"视其外应，以知其内脏，则知所病矣"。所以先人们只能借助眼睛、耳朵、鼻子、手指等不同感官去感知病人的状态，通过患者语言、体表或行为的变化去推理生命的状态。而体表或行为的状态，只能通过肤色、形态、力量、气味、声音、温度、脉搏等体征和症状体现出来。但是，所有的这些症状或体征都与气血盛衰紧密相关；对于这些指征的判断依据亦是借助气血理论；临床治疗也是以调整气血为目标。正如《素问·八正神明论篇》所云："观于冥冥者，言形气荣卫之不形于外，而工独知之。"因此，气血是中医临床观察的主要指标，无论是在理论、诊断，还是辨证、治疗方法，无不以气血这一指标为基石。本文拟以此立论，分析如下。

1 气血是中医核心理论的核心

《素问·调经论篇》记载："人之所有者，血与气耳。"中医理论的核心观念，阴阳五行、藏象学说和经络理论无不以气血为核心。

1.1 气血在阴阳学说中的体现

阴阳概念中，气为阳、血为阴。《素问·阴阳应象大论篇》云："阴阳者，血气之男女也。"指出阳主气，阴主血。《景岳全书·血证》言："人有阴阳，即为血气。阳主气，故气全则神旺；阴主血，故血盛则形强。人生所赖，惟斯而已。"《寿世保元》亦云："人生之初，具此阴阳，则亦具此血气。所以得全性命者，气与血也。血气者，乃人身之根本乎！"说明生命的根本在于气血。中医理论借助阴阳这一哲学观念，说明气血的关系及变化规律。

固然,阴阳概念的内涵比气血概念大了很多,但正如《灵枢·阴阳系日月》所云:"阴阳者,有名而无形。"当哲学概念落实到生理指标上时,在判断生理状态的阴阳属性时,还是要靠气血的状态去实现。唐容川在《血证论·阴阳水火气血论》中开篇即言:"人之一身,不外阴阳,而阴阳二字,即是水火,水火二字,即是气血,水即化气,火即化血。"

1.2　气血在五行学说中的体现

五行学说是古人借用木火土金水5种物质的功能属性为代表,归类事物或现象的属性,并借以说明事物相互之间关系及运动变化规律。从哲学角度看,五行学说经历了"五方说""四时说"等演变,发展成抽象于实物的属性和关系,即五行是指五气运行,《白虎通义·五行》云:"言行者,欲言天行气之义也。"在中国古代哲学体系中,气分化出阴阳,阴阳演化五行[2-3],即"气"贯穿于阴阳五行的学说中,"气"被用来传递五行的相互联系或作用,或作为属性的承载体。

中医学吸纳五行学说这一哲学观念,用以阐释人体生理病理。抽象的五行落实到人体,是对五脏之气血运动变化的哲学升华,是研究五脏气血相互影响、相互传变的理论指导。五行还将五脏六腑、五体、五官等联系起来,用以说明脏腑生理功能及相互关系。

1.3　气血在藏象学说中的体现

藏象学说是通过外在的生理病理表现,推测和阐释体内脏腑组织器官的功能状态。而能够贯穿内外、联络脏腑形体官窍的物质基础是气血;且脏腑功能及脏腑之间的关系,亦体现于各脏腑气血的生成与代谢过程。从生成过程来看,人体之气,如先天之气、水谷之气和呼吸之气有赖于全身各脏腑的综合协调作用;而血液是由营气、津液和肾精等物质,在脾、胃、心、肺、肝、肾等脏腑的共同作用下形成的。故五脏是气血的制造基地。

此外,若从气血视角归纳五脏功能:心主血脉,血液的运行又有赖心气的推动;肺主气,又能通调百脉;脾胃为气血生化之源,其气主升,又主统血;肝能疏泄气机,又主藏血;肾为气血阴阳之根。可以看出,五脏皆以阴血为本,以阳气为用。故脏腑虽分之为五,然皆可以气血一以贯之。具象化的藏象系统,实则勾勒出气血生成、气化以及转枢的全过程。

1.4　经络本质上是气血的通道、容器

经络,是经脉和络脉的总称。实际上,"经"和"络"可以理解为形容词,"经"

是大的，主要的；"络"是小的，分支的。"脉"字由表示水流的"永"和表示人体的"月（肉）"构成，指人体中运行气血的通道。也就是说，经络就是指人体内气血运行通路的主干和分支。其中纵行的干线称为经脉，由经脉分出网络全身各个部位的分支称为络脉。《灵枢·经脉》云："经脉十二者，伏行分肉之间，深而不见；其常见者，足太阴过于外踝之上，无所隐故也。诸脉之浮而常见者，皆络脉也。"经络的功能包括运行气血、营养全身，联络脏腑、沟通内外，抗御病邪、保卫机体，《灵枢·本脏》云："经脉者，所以行血气而营阴阳、濡筋骨、利关节者也。"而不论是联络沟通机体，还是防御外邪，都是通过其"行血气"的功能来实现。简而言之，经络即是气血的通道、容器，是为运行气血而存在的。

2 中医诊断以气血盛衰为主要依据

中医诊断是通过望闻问切四诊收集来的患者资料，《难经·六十一难》云："望而知之谓之神，闻而知之谓之圣，问而知之谓之工，切脉而知之谓之巧。"通过四诊加以分析、整理、汇总后作出诊断的过程，而整个过程无不以气血盛衰为观察重点。

2.1 气血在望诊中的体现

望诊的内容包括观察人的精神状态、面部色泽、舌象、皮肤、形体动态、五官九窍等各种征象。其中，望神的重点在于目光、表情和动态，《灵枢·大惑论》云："五脏六腑之精气皆上注于目而为之精。"脏腑气血调和、精气充沛者为得神。至于神的内涵，亦以脏腑气血为物质基础，《灵枢·平人绝谷》云："故气得上下，五脏安定，血脉和利，精神乃居。故神者，水谷之精气也。"《素问·六节藏象论篇》："气和而生，津液相成，神乃自生。"可见，神与气血状态密切相关。

望色，主要观察体表颜色与光泽。《灵枢·邪气脏腑病形》曰："十二经脉，三百六十五络，其血气皆上于面而走空窍。"对面色的观察，背后隐藏的是血气上注。故《素问·脉要精微论篇》曰："夫精明五色者，气之华。""气由脏发，色随气华。"因有气血灌注，才有了气色与光泽。在《望诊遵经·望色先知平人》中更为鲜明地指出："光明者，神气之著；润泽者，精血之充。"光泽度反映了气血的盈亏与通滞情况，若位于体表的皮肤都能得到充足的气血，体内的气血也应是充足、调畅的状态。

望舌通过观察舌质的颜色、形态和舌苔的颜色质地，以查脏腑之气血状态，舌黏膜上皮薄而透明，血管神经分布丰富，其变化与体内变化较为同步，气血津液的异常,可灵敏地反映于舌象。以上望诊的种种内容,皆是通过"司外以揣内",其所揣度者,亦是体内的气血状态。

2.2　气血在闻诊中的体现

闻诊是通过听声音和嗅气味来诊察疾病的方法。人体的各种声音和气味,都是在脏腑生理活动和病理变化过程中产生的,背后皆是以气血为物质基础。故在诊病、辨证时,从声音的高低强弱,从气味的酸臭腥腐,可以判断出脏腑气血状态的生理和病理变化。如正常的声音是脏腑调和、气血充盛的表现,当外感内伤引发脏腑气血失常时,就会发出异常的声音。人体发声时,以气为推动力,肺主一身之气,肾为气之根,发声的强弱与肺肾之气关系密切。肺肾气足时,声音清晰洪亮,语音节律抑扬顿挫,和畅自然;若久病、重病气虚之人,往往语音低微无力,难以接续。又如呼吸异常也可反映气血失调,当气虚时,常出现呼吸短促低微,不相接续;当痰饮水湿阻碍,导致气机不畅时,可出现呼吸气急、呼多吸少等表现。《素问·阴阳应象大论篇》云"视喘息,听音声,而知所苦",通过以上诸多症状的观测,可辨别病变之所在,推测脏腑寒热虚实病理变化,归根结底可诊查全身气血的状态。

2.3　气血在问诊中的体现

在临床中,问诊是补充其他三诊临床资料的重要手段。《素问·征四失论篇》云:"诊病不问其始,忧患饮食之失节,起居之过度,或伤于毒,不先言此,卒持寸口,何病能中?"张景岳把问诊概括为《十问歌》:"一问寒热二问汗,三问头身四问便,五问饮食六胸腹……。"问寒热可以知病邪性质和气血盛衰;问汗可以得知气血虚实和疾病的转变,如鼻头出汗可推测肺气不足,自汗为气虚等;问头身可以得知气血盛衰和运行情况,如头痛可以推测气血运行不畅;问二便可以判断有关脏腑的病变,以及疾病的寒热虚实,从而推测气血状况,如大便秘结、畏寒喜暖、舌淡,多为气血不足,津液枯涸、大便先干后溏,多因中气不足;问饮食口味可了解机体脏腑功能活动正常与否及精微物质的盈亏。通过全方位的问诊收集临床素材,为脏腑功能及气血状态的描绘提供支撑。

2.4　气血在切诊中的体现

切诊主要包括脉诊和按诊。《素问·脉要精微论篇》云:"夫脉者,血之府也,长则气治,短则气病。"《中藏经·脉要论第十》云:"脉者,乃气血之先也。气血盛,则脉盛;气血衰,则脉衰;气血热,则脉数;气血寒,则脉迟;气血微,则脉弱。"脉象的形成,虽有赖于心脏的主导、肺气的敷布、脾气的统摄、肝之藏血及肾精的气化，但总而言之不过是气血的推动、脉象的变化与气血的状态息息相关。因此《灵枢·逆顺》云："脉之盛衰者，所以候血气之虚实有余不足。"通过对脉的诊查，即可观测气血的盛衰、虚实、寒热等状态，进而判断病性、病势及预后等。按诊可检查胸腹的痞块、皮肤的肿胀、手足的温凉、疼痛的部位等，清代俞根初在《厘正按摩要术·按胸腹》中指出"胸腹者，五脏六腑之宫城，阴阳气血之发源，若欲知其脏腑如何，则莫如诊胸腹"，借助对体表部位的按察，可以推断体内气血的盛衰、运行状态及疾病的部位和性质等。

综上可知，切诊、望诊、闻诊是直接观测气血的虚实与运行状态的诊断方法，问诊是通过临床症状和体征间接判断气血状态的诊断方法。四诊无不以气血为观察尺度。因四诊的判断指标都是一样的，所以可四诊"合参"，得出统一的气血状态指标。所谓"善调尺者，不待于寸，善调脉者，不待于色"（《邪气脏腑病形》），如图 1 所示。

3　辨证主要是对气血状态的分析和梳理

辨证是借助四诊收集的症状、体征等信息，对疾病的病因、病位、病性等进行分析，判定其证候。辨证的方法有许多种，如八纲、六经、脏腑、三焦、卫气营血、经络等，虽然各种辨证的归纳方式不同，但判断依据多是气血的盈虚通滞状态，所得证候皆是从不同角度对气血状态的判断。

如八纲辨证这一抽象的概念，是从多角度对气血状态的描述。《素问·调经论篇》云："血气不和，百病乃变化而生。""气血以并，阴阳相倾，气乱于卫，血逆于经，血气离居，一实一虚。""血气者，喜温而恶寒，寒则泣不能流，温则消而去之。"《素问·刺志论篇》云："气实者，热也；气虚者，寒也。"从中可以看出，阴阳、表里、寒热、虚实等抽象概念，是从不同维度对气血状态的描述。"表里"描述气血抗邪的层次与态势，"虚实"表达气血与邪气抗争的盛衰情况，"寒热"表达气血异变的性质。"阴阳"虽为辨证的总纲，但血为阴、气为阳，阴阳的主要物理实质是气血，阴阳失调的本质是气血不调。虽云八纲，深究之皆不离乎气血，见图 1。

此外，以辨外感病为主的六经辨证、三焦辨证、卫气营血辨证，辨内伤病为主的脏腑、经络、气血津液等辨证方法，虽然使用不同的概括公式对四诊素材进行分析，但其判断依据和推导结果皆是以气血为指标，皆是从不同角度对气血状态进行描述。

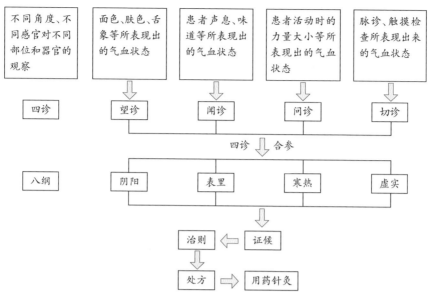

图1　气血观察在中医常规诊疗中作用示意图

4　中医临床以调和气血为主要抓手

《灵枢·口问》云:"夫百病之始生也……血气分离,阴阳破败,经络厥绝,脉道不通,阴阳相逆,卫气稽留,经脉虚空,血气不次,乃失其常。"中医学认为疾病发生的基本病机包括邪正盛衰、阴阳失调、气血失常等,而所有的病机的内涵,都离不开气血的支撑。如《素问·至真要大论篇》云:"谨守病机,各司其属,有者求之,无者求之,盛者责之,虚者责之,必先五胜,疏其血气,令其调达,而致和平。"无论是调整阴阳还是扶正祛邪,都离不开"疏其血气,令其调达",也就是说,改善气血状态,方可恢复机体的生理状态。故《素问·阴阳应象大论篇》曰:"定其血气,各守其乡。"历代医家对气血的关注也一以贯之,如王清任在《医林改错》中说:"治病之要诀,在明白气血,无论外感、内伤……所伤者无非气血。"无不强调气血调和是治疗的基本抓手。

此外,治疗的方式和手段可以有很多种,但目标一致。内治法多以八纲、脏腑等辨证为指导,外治多以经络辨证为指导,二者虽治疗途径和干预手段不同,但都聚焦于气血。如中药内治法以气血调和为目标,针灸外治法的原则亦是"守经隧调血气",最终目的也是"实则泻之,虚则补之,必先去其血脉而后调之"。可见,无论内治法还是外治法,尽管手段不同,但治疗目标都是气血调和。

　　兹举一例说明：便秘是临床常见病，《中医内科学》[4] 对便秘进行了完整的阐述，将便秘分为实秘（热秘、气秘、冷秘）和虚秘（气虚秘、血虚秘、阴虚秘、阳虚秘），无论是阴虚，还是阳虚，无论是热秘，还是冷秘，具体症状的论述都是在描述：①大便的情况；②全身情况；③舌苔、脉象的情况。其中后两种情况都是以对气血状态的描述为主轴。而在临床治疗时，也不能只着眼局部的便秘情况，更要关注全身的气血状态，气虚者补气，血虚者养血，阳虚者温阳，阴虚者滋阴，只有改善了全身的气血状态，才能从根本上解决局部的便秘情况。如图2 所示。

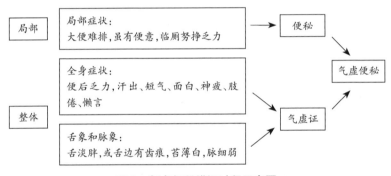

图2　气虚便秘辨证过程示意图

5　讨论

　　综上所述，本研究认为气血是中医临床的主要指标。不过，这个指标与西医学的常用指标不一样。

5.1　气血是个指标群

　　气血难以直接观测，只能通过一系列指标群去表达，即由多个小指标构成临床诊查。不同部位、不同脏器的气血状态都被归纳为各种小指标，比如：脉象、舌质舌苔、面色、发质、说话声响、大小便等。即使对于同一部位、同一脏器，医生用不同的感官去感受，也会产生不同指标。如观察口腔时，可用眼睛观察形态、色泽变化，用鼻子闻味道是否异常，用耳朵听口腔发出的声音是否异响。

　　这样一来，就会形成很多小指标，故临床收集的各种症状琳琅满目、错综复杂。这样造成了人们的错觉，以为观察的是不同的指标。实际上，尽管小指标很多，尽管这些指标来源的部位或器官不同，医者观察使用的感官不同，但所指向的观察目标都是气血的状态。

5.2　气血状态应被量化

这些由不同部位、不同感官汇总的小指标,不好界定统一的气血量化标准。古代先贤虽然倾注了巨大的心力,从多角度去观察之、描述之,并在临床上调整之,可惜依然没有精确的量化方式。这也就造成了中医学难以客观描述和学习传承,临床疗效有时不稳定等问题。今后中医学的发展不能仅满足于描述气血,而需要实现气血的精准量化。实际上,现代的一些研究,比如脉诊仪、舌诊仪、目诊仪等不断推陈出新已经表明,中医现代化的浪潮正在努力将体内的气血状态进行量化。

因此,虽然中医理论学派纷呈,中医实践也纷繁复杂、千变万化,但中医观察的主要指标皆落脚于气血。无论是中医内科、外科,还是针灸科,都是利用医者的不同感官,去观察患者不同部位的气血变化,从而判断疾病的病理变化,断定疾病的预后。无论内治法还是外治法,都是以调整气血状态为目标。气血是中医学的主要指标,中医核心理论以气血为内核,中医的诊断以气血状态为指标,中医辨证是从不同角度描述气血的盈虚通滞,中医临床治疗也以气血调和为依归。可以说,一部中医学史,就是一部气血的观察史、治疗史。

参考文献:

[1] 符仲华,甘秀伦,吴凤芝,等.气血新论[J].现代中医临床,2020,27(3):68-70.

[2] 胡维佳.阴阳、五行、气观念的形成及其意义——先秦科学思想体系试探[J].自然科学史研究,1993,12(1):16-28.

[3] 贾春华,郭瑨,朱丽颖,等.重构中医学气–阴阳–五行结构图[J].世界中医药,2014,9(11):1439-1442.

[4] 吴勉华,王新月.中医内科学[M].北京:中国中医药出版社,2012:236-242.

(发表于《现代中医临床》2021年第3期)

后记

终于了结一个心愿,完成了这小册子。虽然,我们写的不一定全对,但都是真实的,都是我们的真心话。不过,我们并不指望能够迅速得到认同。因为本书内容与中医教材之间的跨度太大,甚至与一些西医教材也很不相同,而且,许多读者缺乏在临床中验证的工具和思路。

因此,为了让大家更好地了解本书写作的缘起和方法,我们利用后记进一步说明。

一、为什么不揣愚陋,敢于"捞过界"?

中医基础理论影响了一代又一代的中医工作者,大多数人都是按书本去背诵,没有更多地去思考和理解,我们这本书从常识、临床及文献出发,阐释我们对中医基础理论的理解,以及一些新发现和新认识,为的是给中医界,甚至整个医学界,提供一个新视角。

我的本科、硕士阶段都是针灸专业,在第一军医大学教的也是针灸,在博士和博士后阶段的研究方向是疼痛的生理病理。应该说,我对中医基础理论的研究,投入的时间、掌握的资料、研究的经历,与中医基础理论的研究专家,与中医内科的从业工作者,都相差甚远。可以说,我研究中医基础理论的资格并不够。

我很清楚自己这方面能力的薄弱,但我依旧"捞过界",进入中医基础理论这片广袤的土地,是因为有一个故事让我有些动力:

我们汉语研究中,有一门学科叫音韵学,是研究我们中文的古代读音。这个研究很难,很多学者殚精竭虑,穷经皓首,取得了一些成果,让我们知道了为什么"离离原上草,一岁一枯荣,野火烧不尽,春风吹又生"这么优秀的诗,现在居然读起来不押韵了。但我们的音韵学,发展很慢。直到一个瑞典人,叫高本汉(Klas Bernhard Johannes Karlgren,1889—1978),他来到中国,作为汉学家,研究我们的汉字,居然采用一种让我们的训诂专家没有想到的方法,从中国的各种方言中研究古代读音,这个方法的改变大大促进了音韵学的发展。一个外国人,无论有多聪明,对中文的了解或者在中文上下的功夫,应该没有办法跟我们中国的训诂学者比吧,跟这些学者相比,高本汉先生就应当算个外行!可是,就是这个高本汉先生,反而取得了我们的训诂学者取得不了的成绩。为什么呢?研究角度!研究角度对路,常常事半功倍。

我长期从事针灸工作,临床上采用排他性方法,不用中药,不用西药,仅仅用浮针治疗,专注于浮针。浮针的反馈速度很快,有效或没效当场就知道,是否是适应证也很快能知道。实在幸运,浮针让我对人体的了解有了与众不同的角度。因此,我想试着去努力研究中医学的基础理论。基础理论太重要了,中医要发展,必须关注中医基础理论,理论研究有所突破,才能真正振兴中医。

说是这么说,要真正研究中医基础理论相当相当困难,因为:

1. 中医基础理论主要是从古代典籍的论述中提炼出来的,而这些论述是不同时代,不同人的思路或观察,彼此之间并不一致,有时甚至会相互矛盾。

2. 古代典籍因为不用标点,一词多义,一句话可以有不同的解释。

3. 很多中医古籍把医学观察和哲学思辨或其他文化学现象混在一起,客观的和主观的交织在一起,如同东北菜,虽然内涵丰富,但也容易使研究者思路混淆,医学研究必须区分开来,像青菜豆腐一样,清清楚楚。

4. 古代医籍讲究传承、体悟,不注重概念的清晰描述,这在一定程度上导致了标准不一、对错难分的窘境。

二、我们的研究方法

中医基础理论研究重要,但是很难入手,怎么办?我们考虑再三,采用下面的办法:

1. 从常识出发。从我们日常能够反复见到的现象或反复证实的理论出发,而不是从现有的教材出发,也不从发表的实验结果出发,因为这些教材和一些研究大都有一定的局限性。

2. 情景穿越。设身处地,回到古代,设想自己在古代那种环境下,没有现代医学的仪器,一个全心全意为病人着想的医生会想出什么办法。正常情况下,他一定使用自己所有的感官对患者的不同器官或部位进行观察,从而了解生理和病理。

3. 研究常见的。对于临床上只有少部分人声称有效(尽管也许确实有效)的,不去研究,即使《内经》中有关章节曾经描述过,例如,五运六气学说,我们不去花费时间研究，因为对于它的可重复性我们没有把握。

4.采用"约等于"原则。不期待我们的结论符合所有的理论描述和所有的临床实证。数千年的描述或临床不一定全部都准确，如果纠缠于古籍中的个别词句，就可能陷入"只见树木不见森林"的局面。只要我们的理论大部分符合即可。

我们希望能够在一片混沌中找出清亮的路径，但理想很丰满，现实很骨感，很明显，我们现在采用的这些方法只能是提纲挈领的。因此，请读者不要对我们期待太高，要求我们回答所有疑问，我们的智力、精力、阅历都还不具备，请大家体谅。

三、常识不一定全对，但一定是最"靠谱"的

上面讲的这些研究方法中，我第一条就提到"常识"，是因为根据常识来判断来推理确实是本书的一个最重要方法。这里的常识，主要是以下几点：

1.古人和今人聪明程度一样。200万年前到20万年前的直立人，也就是晚期猿人，已经懂得用火，开始使用符号与基本的语言，使用精致的工具。《内经》时代的古人和今人仅仅相差二三千年，按照二三十岁算一代的话，也就相差一百代。 在漫长的人类进化史上，这一百代，二三千年的进化，几乎可以忽略不计。也就是说，有明确文字记载的中医史上，从事中医的人智商非常非常相近。我们常常过分夸赞古人，认为古人的聪明才智超过今人，这不现实。如果古人都超过今人，一代不如一代，我们的后代是否很可悲？

2.古人和今人处于不同的自然环境中。古人和今人，所处的自然环境和人文环境，很不一样。

与健康相关的自然环境，主要是卫生环境，古人和今人区别很大，人类的寿命之所以延长，与卫生环境的改善紧密相关，细菌、病毒对人类的侵害大大减少，对健康的威胁大大减少。所以，古代医学面临的难题和现在面临的问题是大不相同的：古代感染性的疾病多，急性病多，营养缺乏性疾病多，现在老年病多，退化性疾病多，营养过剩性疾病多。

与医学相关的人文环境，主要是人们对解剖的接受程度和男女接触的容忍程度很不一样。解剖，现代已经成为每一个医学生的第一堂课，不管是西医还是中医。可是，古代人解剖知识很薄弱，因为士大夫阶层很反对，尤其是宋明理学昌盛以后。也是在宋明理学昌盛后，很不提倡男女之间的接触，这就造

成后来的体格检查越来越不被重视。

3.古代医生和现代医生的地位不同。现代医生都经过长期的理论和技能培训,社会地位也比较高,具有良好的表达能力和写作能力;古代医生的社会地位并不高,虽然自范仲淹抬举说"愿为良医"起,就有"不为良相,便为良医"的说法,但在"万般皆下品,唯有读书高"的古代,医者的地位却不高,甚至不少医生因未接受系统培养而不会写字,不识字。

如果认可了上面的常识,医学界的很多争论就少多了,不能夸大古人的能耐,千万不要把古人想象成全知全能;更不能小瞧古人。不能认为古籍中所有的语句都是真理;也不能因有一点瑕疵就完全否定《内经》。不能认为古人所写的所有病例都经得起循证分析;更不能认为古人的病例是无稽之谈。

从常识去分析,从常识去判断。从常识分析未知现象,不一定全对,但绝大多数是正确的,至少比主观臆想靠谱。当然,从常识得来的知识,通过实验去验证就更加靠得住了。我们的气血新论,从肌肉和血管的视角,在临床上反复验证,确实得到了以前想都不敢想的效果,这本书里,列举了一些病例,限于篇幅,不能更多举例,请读者诸君搜索"浮针大世界"微信公众号,那里有大量鲜活典型病例,而且几乎每天都在更新。

四、中医的定义

多年的教学经验告诉我,有一个问题经常会出现在读者的脑海中,就是气血新论是否还是 100% 的中医。

现在经常有中医、西医之争,有中医人干的是西医的事情,也有西医戴中医的帽子。

有点乱。

为什么出现这种乱象?

我们认为主要的原因是中医的定义不是很明确。关于什么叫中医,我们认为这是非常重要的一个概念,关系到中医的学术,关系中医的发展和未来。

究竟什么是中医呢?

翻开全国高等中医药学院校规划教材《中医学》(第 9 版),是这么说的:中医学是以中医药理论与实践经验为主体,研究人类生命活动中健康与疾病转化规律及其预防、诊断、治疗、康复、保健的综合学科。

再打开另一本中医学教材,上面是这么说的:中医学是在中国古代的唯物论和辩证法思想的影响和指导下，通过长期的医疗实践，不断积累，反复总结而逐渐形成的具有独特风格的传统医学科学。

这些大多是从不同的角度阐述对中医学的定义，大都离不开关键词："古代"或"中医药理论"。确实，中医学由历代先贤逐步创立完善。不过，中医学也是一个不断发展的学科，在不同的时期吸收了不同时期的成果。

如果一切都从古代出发，定义所涵盖的内容就非古代不能用。这就把中医大大限制了。

从叶天士到王清任，都是以中医学未有之理论，改变了中医学之格局。理论是否属于中医学，不在于其是否在中医学现有框架内，而在于其是否能丰富、完善、发展我们的中医学框架。

如果按照传统中医定义，我们中医教材中的很多内容就不能叫中医，例如耳针、针刀、电针；很多病名就不能用，例如艾滋病、糖尿病、高血压；中医院的住院病房也很不像传统，因为测的是血压，量的是体温。

也有人认为只有辨证论治才是中医，其实，从《内经》《伤寒论》到《本草纲目》，大量的刺法、大量的中药并不是在辨证论治的指导下使用的，甚至"辨证论治"被视作中医学的两大特色之一的名词也是在 20 世纪 50 年代才有的。

我们觉得这样定义似乎好些：**中国人原创的，不使用人工合成的化学物质，不用麻醉药手术的，用于预防、诊断、治疗疾病以及康复保健的学问和技术，就是中医学。使用中医学的理论、方法、药物去诊治疾病的，就是中医。**

现代中医学，对我们这辈人来说，是我们的宝贝，手中的宝贝我们得传下去。如果原封不动地传承，当搬运工，我们这辈人是不是对不起后代？那一定会被后代藐视？！对于我们的后代，多少年后，我们也是他们的祖先啊。

为了当今的病人，为了我们的后代同行，我们必须做出我们这代人可以做出的努力，让我们的后代因为我们这辈人而骄傲，而更强大。

面对现代科学的爆炸式的发展，每一位中医人都体会到了压力和紧迫感。想到消灭了天花的伟大的免疫技术，未来前途无限的基因技术，还有可以复制出任何组织器官的克隆技术，以及由大量资金支持研发的各类新药，我们怎么可能没有压力！在时代日新月异的变化中，一旦未能跟上脚步，都极有可能在旦夕间被颠覆者撂倒。中医人只有奋发图强，从这个过去一千年都无从想象的，剧变当中的当代世界，吸收借鉴一切可以吸收的营养，发展我们自己的学科，才能发展，才能传承下去。

　　气血是中医的标志,阴阳、五行是中医的 logo,这是我们的故乡。现代基础医学,甚至物理学、化学、生物学的每一个发展都与我们息息相关,这些也必须成为我们的新家园啊。

　　这些学科的每一步发展、每一个发现,都可以为中医所用,推动中医发展,一个健康的系统一定是在不断和外界交流物质、能量、信息的熵减的系统,不交流走向的必然是系统熵增的热寂。

　　浮针人非常自豪,我们在传统技法和现代基础科学的交融下飞速发展,将吸收融合古代和当代一切能够提高疗效的技术和思路,我们有信心,中医永远会继续发展,不断吸收、不断融合同时代的新成就,永葆青春。

　　因此,我们认为气血新论 100% 是中医。

五、寻求共性是本书的方法论

　　浮针人或者了解我学术习惯的朋友都知道,我总是想办法把复杂的问题简单化,主要是以下一些原因:

　　记忆力一直不行。本科期间,方剂歌诀、药性歌、经脉循行等很多内容需要背诵,我苦不堪言,对要求记忆的学问总是缺乏天然的亲近感。博士毕业后,一直感觉那些要求背诵的学问一定需要调整,要从中找出内在逻辑,以便分析、推理。

　　中学时期,我喜欢物理,简单有逻辑,可证实。因此也一直以为医学的基本原理应该是简单的,有规律可循的,是符合物理的、化学的规律的。不同的治疗方法能够治疗同一种疾病,这些治疗方法的原理应该是一样的。推拿、拔罐、针灸、中药都能治疗一种病:推拿通过行气活血,拔罐通过散寒除湿,针灸通过调和阴阳,中药通过健脾补肾,这些方法背后的终极机制应该是一样的,不可能是有本质的区别的。

　　我们研究针灸,应该跳出针灸,从整个外治法的角度来看问题。不能因为针灸治疗用经络穴位,眼睛里就只有教材上的经络穴位,因为其他很多外治法不用教材中的经络穴位也很有效。我们研究中医,也应该跳出中医,从整个医学的视角来研究中医,因为西医也是经常治疗中医能够治疗的病痛的。

　　所以,我常这么去研究:不管诸多方法所陈述的观点如何,只要他们能够治疗同样的病痛,就去分析,然后找出共性。

　　再复杂的一类东西,也有共性,也需要从简单的基本概念入手,才能抓住本质，提纲挈领。马克思的研究方法很值得借鉴：社会很复杂，表面上看起来杂乱无章，马克思就从所有人都需要的商品研究，从商品的生产、使用各个环节去研究，找出了人类社会的规律性东西，为社会的进步做出了巨大贡献。

这个研究方法，在我针灸学的研究中发挥了很大作用，浮针操作没有教材针灸那么复杂，没有补泻，没有那么多进针方法，没有子午流注，没有五输穴，可是实践已经证明，凡是明确是传统针灸适应证的，浮针都可以治疗。一开始很多人根本不相信，现在的事实证明我的针灸研究方法是对头的。因为有了这个成功，我对这个研究方法更加自信了。

六、对中医内科疾病的浮针临床验证是本书成型的关键

虽然对非药物疗法的机制有信心，来北京工作之前，我从来没有想过研究中医学基础，因为我以前的传统针灸或浮针临床很少使用阴阳五行这些理论知识，以前长期从事与针灸、疼痛或生理学相关的研究，与中医学基础不搭界。

2018 年底，到了北京中医药大学当特聘专家，临床带教一些北京中医药大学的青年教师，这些教师都是中医内科的，具有丰富的中医学基础知识和临床方药经验，带教过程中，我讲浮针的理论，一个个病例演示给他们看，他们就咨询我各种各样的问题，这样就让我回想起以前学的中医基础理论，只要我在北中医国医堂出门诊，我们就讨论，后来逐渐发现浮针医学上的患肌 - 血循环理论实际上和中医气血理论几乎是一回事。以前我们都说气血，实际上概念并不清晰，"气血"含义还很模糊、不落地，没想到古代先贤的很多表述其实是接地气的，并不是为了理论而理论。再深入研究下去，发现其实中医基础理论里的核心词汇，例如阴阳、五行，实际上是《内经》时代解释各种自然现象的哲学观点，并非专用于中医，是医学界"借来"的，是为了说明或阐释人体整体或局部气血生理和病理变化的规律的。中医基础理论的真正核心是气血，也是临床观察的主要指标，只是这些指标分散在各个局部或脏器。

这些思考和发现让我们感到非常惊奇，我们认为找到了中医诊断、治疗的主轴，反复讨论，最后形成两篇论文，发表在 2020 年和 2021 年的《现代中医临床》杂志上。

论文限于篇幅，不能深入讲解，于是甘秀伦和我一起完成了本书稿。写这本书，比我当年写《浮针医学纲要》还要费劲，《浮针医学纲要》是我非常熟悉的内容，脑子里滚瓜烂熟，只是花费时间形成文字，可这本书的内容，并非我最

熟悉的,需要查阅大量资料,常常写到一半,就停下来好长时间,反复思考,想通了,再继续下去。

七、意义重大,我们必须写出来,纵然吃力不讨好

我们知道,我们的思考不一定完全准确。我们也知道,很多中医人一定不容易认同,因为这本书里写出来的东西与教材区别很大,与平时临床上的思路区别很大。我们更加知道,一些朋友会因为这本书误解我们。

这么不容易,这么吃力不讨好,为什么还要写下去? 并不是最熟悉,为什么还要写出来? 不少人不会马上理解,为什么还要写出来? 因为我们感觉气血新论太重要了,通过气血新论的阐述,可以:让我们重新认识《内经》;让中医界有个反思的机会;让西医界明白我们中医——不仅有效,而且有理。

因此,纵然很难,我们依旧努力完成。中医学要发展,必须走出路径依赖。

"路径依赖"原本是经济学名词,是斯坦福大学教授保罗·戴维在《技术选择、创新和经济增长》一书中提出的,是指人类经济活动中的技术演进、习惯、制度变迁均类似于物理学中的惯性,即一旦进入某一路径(无论是"好"是"坏")就会沿着该路径一直发展下去,并锁定在该路径上,惯性的力量会使这一选择不断自我强化,并让你轻易走不出去。

路径依赖现在已经不仅仅局限于经济学中,与人类的诸多活动紧密相关,这种状态蔓延,是人类社会进步的绊脚石。中医学要发展,也必须要有创新意识,走出窠臼。从文献、从理论、从临床反馈,我们都认为气血才是中医学的肯綮,必须引起中医界、科研界的重视,从而推动中医学的发展,赢得医学界的尊重,赢得外国友人的理解,赢得新时代的中医人的荣光。

这本书,我们不指望颠覆性创新,不指望整个中医界靠它走出路径依赖。只是希望中医界的同行们能够听到不同声音,在宣传中医时考虑一下本书所给出的边界,临诊时或可借鉴一下气血新论的思路。

八、致谢

这是一本中医理论或中西医结合理论探索性的书籍。读者诸君,请不要指望从这本书中得到关于中医理论的所有答案,也不要指望这本书的观点都已经完善,无懈可击,更不要指望对所有中医临床问题都能得到理论上的指导,实际上,我们这方面的积累和写作能力都不足,请大家包涵。

这本书带给大家主要是一个不同于以往的理论视角，一个处理临床问题的新思路；让中医从依赖背诵和体悟中逐渐摆脱，走向逻辑；让西医更好地理解中医，学习中医，振兴中医。

不仅仅我们作者二人，很多朋友都为本书的写作付出很多精力和智慧，例如，北京中医药大学吴凤芝老师、甘肃刘玉忠医师、云南董成吉医师、南京王文涛医师、全国政协医务室张庆光主任，在此一并致谢。谢谢我家人的理解，让我可以一个人在北京静静地工作，撰写书稿。

非常重要的是，我必须在此感谢为本书作序的北京中医药大学校长徐安龙教授，没有他的博大胸襟，没有北京中医药大学的特殊政策，我没有机会到北京，就没有机会建立气血新论。

最后我还想提一位长年关注浮针医学的人——黄龙祥老师，在浮针成长的过程中，是黄老师不断给我和浮针提出新问题，促进浮针不断进步，不断成长。所以，在这里我也要向黄老师致以崇高的敬意。

谢谢读者诸君把这本书看完。像建筑师期待他的建筑得到肯定一样，我们也希望得到肯定。当然，我们知道我们的认知水平、写作能力都有很多缺陷，请读者们看到错误，有了疑问，写信给这个信箱：139004426@qq.com。我们会在再版时把这些肯定、建议、意见都呈现出来的。谢谢。

符仲华

北京中医药大学浮针研究所

2021 年 8 月 26 日